U0135663

讓生命潛能 帶你探索心靈世界的真、善、美
Life Potential Publishing Co., Ltd

Health Seed
健康種子 40

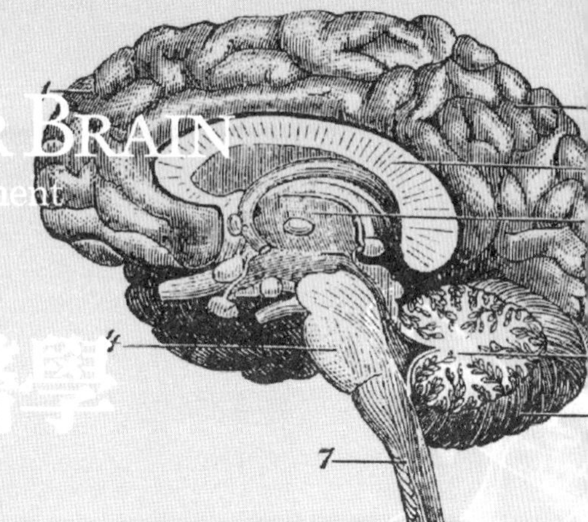

# POWER UP YOUR BRAIN
## The Neuroscience of Enlightenment

# 當薩滿巫士遇上腦神經醫學

作者 阿貝托・維洛多博士（Alberto Villoldo, Ph.D.）
蒲大衛醫師（David Perlmutter, M.D., F.A.C.N.
譯者 李育青

# 謹獻給

一路支持、鼓勵、諒解與愛我們的妻子——

瑪賽拉．蘿布絲（Marcela Lobos）

蒲萊絲（Leize Perlmutter）

# 目錄

推薦序——

# 現代醫學走向整合時代

李德初

歐、美洲的正統醫學有逐漸走向整合醫學的方向，很多先進的醫學院亦把輔助替代醫學放入醫學系的必修或選修科目中。歐美更對中醫、東西方與印度草藥進行深入研究及開發，甚至歐洲已有從中草藥提煉出的抗癌替代藥！歐美國家更開放接受自然醫學與中醫針炙都可使用健保，更以執業證照來規範管理。美國某些州亦將手敷療法（Touching therapy）納入證照規範管理，以維護國民健康。

薩滿（Shaman）是巫醫的總稱。薩滿是一種醫學，不能算是「宗教」，也不只是在北美洲與南美洲之古巫醫術的稱謂。在滿、蒙、吐播（西藏）、西伯利亞，甚至東歐、非洲多處對當地傳統古醫（都被視為巫醫）的稱謂，都有相同的發音——薩滿（Shaman）。

古代中華的夏、商代前期，有錢有地位的人生病時請大夫診治，平民以下沒錢的人則是找巫（女性）或覡（男性），他們是為人祝禱、祈禱驅邪治病、醫病與卜卦的人士。但是，那個時代就已經有著重靈、心、身三方面平衡的醫理。那時不僅有針灸、草藥以及各種礦物、毒物、蛇、蟲等作為治療用之物，更有採用寶石光療與精油等今日歐美自然療法中常用的療法。

本書作者以西醫科學精神去了解與研究薩滿醫術，得到一個正向的結論：薩滿有關神經與精神功能方面的醫術，亦有功能醫學（Functional Medicine）可助證、解釋！

舉例來說，之前美國 CDC 疾管中心調查諸如鼠疫的肺炎等傳染病，就有去詢問一些印地安的薩滿。他們注意到傳染病是在松子豐收時出現大流行，並發現是由於松子多了，松鼠的生育也跟著增加，傳染率也就隨之提高了。因此，薩滿醫術亦可從科學態度去進行研究調查而得出解答！

書中有些部分的描述又像能量醫學、量子醫學（尚未完全使用在正統醫學上），亦有使用營養分子矯正醫學的感覺！除此之外，本書的論點認為人腦會被現代快餐及加工食品侵害，再加上負面的思想，而失去心靈的光彩——憂鬱症與精神官能症等等，並指出 Omega-3（必需脂肪酸）與葉酸對神經的重要性。大腦神經解剖功能上的不解尚有一大堆，但又不能活體解剖；所以，這其中尚有 99.9% 的未解之謎。

在本書彷彿嗅到了環保的味道——也就是環境醫學！書中提到的「大靈」，今日對某些北美原住民而言意指「上帝」，如古代中東古希伯來文的「大神」（Shaddai）；我們可藉由斷食、祈禱與祂的交往，獲得智慧、健康與公義的正向意念，以及帶來內心深處的平安。這些都與我們的松果體（Pineal body）、下視丘（Hypothalamus）、腦下垂體（Pituitary）、腎上腺（Adrenal）（後三者構成HPA樞軸）之腦神經內分泌的健全有關，而且還關係到各種退化性疾病的原由！

本書亦指出現代醫學中的粒腺體受損——修復理論，關係到的各種退化性疾病，以及腫瘤的反轉修復。粒腺體中的DNA容易被不良的生活型態、環境、飲食、心態而損害，再提供給細胞核錯誤的RNA，複製出突變的DNA——造成癌症與退化性疾病。所謂的「粒腺體治療」，則可藉著生活型態、環境、飲食的改善改變、心態正向意念、潛意識良好心靈的追求，反轉、修復受損的粒腺體DNA再進而修正細胞核的DNA！而這也就與現代醫學產生了交疊之處。薩滿建議我們與大靈——全能的造物者或上帝認識相交，更希望從中可以喚醒現代城市人的身、心、靈，以達全人的康健！

## 李德初 醫師

- 外科及急診醫學科專科
- 華夏書院輔助替代與自然醫學研究所 所長
- 中華自然醫學會主席、美國自然醫學會教授
- T3ARM（台灣抗衰老再生醫學會）& A4M TW（美國抗衰老醫學科學院 台灣）副會長

推薦序——

# 整合醫學是最佳健康促進之道

林承箕

講科學、實證的西醫成為當代醫學的主流，不過一、兩百年的時間。在微生物學、抗生素、類固醇、創傷學、外科手術、公共衛生、預防接種等等的發展、進步與運用之下，對人類健康及壽命的增長確實有很大的貢獻！

若發展方向正確，應該人們得病會愈來愈少，病得愈來愈輕，病癒得愈來愈早才對。但，事實並非如此：國內醫院愈蓋愈大，醫療人員愈來愈多（還愈來愈不足），專科愈分愈細，儀器、藥物、手術愈來愈尖端、昂貴，結果卻是：大醫院門診部天天人山人海、急診室人滿為患，住院部則一床難求。病，愈治愈怪；病人，愈治愈多。全民健保經費由民國八十四年開辦時的1640億，第二年的2260億，至民國九十九年已成長到5077億。國人平均一年感冒三次，花掉250億（美國人得自費，一年感冒不到一次），六萬二千名洗腎病人一年洗掉300億，往生前三至六個月的醫療花費約1500

億。超過95%的健保花費，多用在約20%國人「疾病的診斷、疾病的治療及疾病的復健」上。若這種亡羊補牢的醫療政策不變，健保經費不斷的吃緊與調漲，必然是跳脫不了的魔咒與惡運。

雖說主流西醫已由過去高高在上的坐以待「病」、被動地對前來求治病人見招拆招、給與治療的「疾病醫學」，進步到現在的「預防醫學」，已殊為難得。然而，如同教育上唸書的目的但求預防留級一樣，預防疾病的觀念與做法實屬消極。我們應積極推廣「健康醫學」才是（現今西醫在醫學院四年級上學期念完病理學以後，基本上一輩子學的、做的，都屬疾病醫學，少有健康醫學的專業教育與技能的傳授）！在主流西醫主導下，似乎不對稱地過於注重身體的已病，缺少有效的健康促進及心靈關照。

所以個人這十幾年來於國內外、對岸各種受邀演講的場合，多積極推廣「整合醫學與健康促進」的觀念及做法。在觀念及口號上，我提出不應再過度專注於傳統、消極地治療疾病、預防疾病以免於生病；應藉由科學、實證的精神，整合「古老醫學與現代醫學、傳統醫學與主流醫學、物理（生物能量、信息）醫學與化學醫學、東方醫學與西方醫學、天（環境）的醫學與人的醫學、全人化醫學與系統化醫學、身心靈合一的醫學」，充分融合臨床醫學與預防醫學、疾病醫學與健康醫學，以「整合醫學」來全面提升健康照顧的品質及功效。在臨床實務上，我則不自量力地整合西醫、中醫、自然醫學、功能醫學及生物能信息醫學的理論與方法，來評估健康、調理不健康與促進健康！雖然，前來接受健康諮詢與調理的民眾日漸增加，在某些同道支持之下所持續辦理「整合醫學與健康促進」的教育日受歡迎，但是仍然不大為主流西醫的同道所了解、諒解與支持，一路走來難免有些孤寂。

所以當我讀完《當薩滿巫士遇上腦神經醫學》後，覺得與我多年來所主張整合醫學的理念與推動健康促進的作為不謀而合，如同遇到知音，甚為高興！

本書兩位作者，一個是神經醫學的西醫，講科學、智性，談生理、意識，用營養、物質；一個是靈修的薩滿巫士，偏哲學、感性，重心理、靈性，主靈修、能量。一個在腦神經學方面引經據典，一個在薩滿靈修方面介紹許多有趣的實例。兩者互相交叉，針對我們人腦（活著時像杏仁豆腐，死後不久就軟化為奶昔狀；成人時，不過重約一公斤多）的如何成長、發育、學習、成熟、運轉、提升；如何記憶、聯想、推理與外界互動；如何主掌我們生存、表達七情六慾、如何生活……一一由淺而深加以介紹。

在最後幾個章節，一位整合神經醫學、功能醫學、自然醫學、營養學，介紹如何以斷食、排毒、去過敏、抗氧化、抗發炎、運動、特殊的營養品（像是品質好的油：中鏈脂肪酸）、粒腺體的活化劑（穀胱甘肽）等等去消除生化性壓力；一位則整合心理學、瑜伽脈輪、生物能信息醫學，介紹如何運用呼吸、自我催眠、祈禱、冥想、寬恕、轉換情境、覺知等等以化解社會性壓力。最後，經由除舊佈新，我們克服舊有負面的情緒，專注於新的學習，發展與塑造額部新腦，將人生由負轉正；改變自己，就改變了世界！

本書生動有趣，既增長智慧又實用，非常值得一讀！

在此僅分享一點心得，希望大家介紹大家，買來讀後運用於身心的調理，讓自己更健康、喜樂！讓世界更和諧、圓滿！

**林承箕 醫師**

‧中華民國內科專科醫師、心臟學會專科醫師及心臟學會專科指導醫師
‧台北完全優整合醫學診所　院長
‧美國自然醫學會　自然醫學認證醫師　同類療法認證醫師
‧法國 CEDH 中心　順勢療法認證醫師
‧前三軍總醫院醫務長　兼代　國防醫學院醫學系系主任
‧台灣海峽兩岸醫事交流學會　健康促進與產業發展委員會　主任委員

譯序——

# 無界之鏡：薩滿與科學交會時綻放的光芒

李育青

對大自然的無限力量作出判斷時必須懷有更多的敬意，這樣我們對自己的無知與軟弱才能有更深的認識。世上有多少事經過備受信賴的人的證實，但卻都還令人難以置信。而如果我們不能信服，至少對它們不要遽下結論。

——蒙田《隨筆全集卷一》

在翻譯阿貝托博士與蒲大衛醫師合著的這本書的過程中，除了絞盡腦汁為生澀的譯文作修飾與校正之外，每每折服於兩位共同作者廣闊的閱歷與學識，開放的胸襟與試圖跨越鴻溝的努力。讓我對療癒工作中的孤單、無知與魯莽這些難以消弭的難題，忽然有了雙重視野，得以從既不是治療者也不是患者的立場回顧療癒這件事。我經驗了觀點與原則的差異，從而了解己身所從出的實證醫學的紋理；我感知了身上的薩滿文化刻痕，也更明確地覺察到那不可知、帶點鄉愁的、神祕而富隱喻的事物。然而，偶爾又有一種局外人的心情，總覺得自己卡在某個第三處的夾層裡，一隻眼睛看著外界，另一隻眼睛卻格格不入，從別處看見自己。進而驚覺，這是基於對身心靈療癒的核心價值、見地與實踐的一種自我再發現的旅程。

有句話說：「真理從一個地方被驅趕到另一個地方，而且必須不斷不斷地漂泊。」長久以來，臨床工作者或照護者，為了關照患者或個案的身心健康與福祉，無論提供的是所謂的對抗性醫學療法、替代性療法、民俗療法，或者是能量醫療、薩滿療癒，總為了尋找一種恰如其分、又能兼顧各個層面的方案而費盡心神。但不知為何，如今卻都在同一條路上，疾病與健康問題的發現與解決能力成為主要的思維，而人的完整性與身體的自癒力則神隱於幕後，大家都依附與信守各自一定而不可更移的看法，即使其中有些不同意的東西也不得不為之辯護。然而在本書中，阿貝托博士與蒲大衛醫師，卻各自從古老的薩滿療癒智慧與修習方法，和近代神經科學的進展與洞見為基礎，在看似不相干的途徑之間搭起一座務實且相輔相成的橋樑，並發現令人振奮的連結與共通點竟存在於粒腺體——這一細胞內母性生命力與能量的來源，以及大腦的前額葉皮質——被稱為神之腦或啟蒙誕生之地，這一有待探索與開展的腦部結構之內。難能可貴的是，這些發現不以它們的形式與本質，也不以它們的自身力量和權威攝入我們的心目之中，而是在字裡行間讓我們感受到種種協同整合的可能性。

對忙碌到無以復加的現代人來說，我們的日常時空不再是愛迪生、佛洛伊德或佛陀的時空，通訊的迅速、全球的旅行、接觸方式的強力、密集與便捷，皆觸及到人類意識與習性的每個神經。不論是內在或外在環境，我們無時無刻皆處於信息狂潮的包圍與轟炸之下，莫不殷切渴望在身心靈各層面都能得到啟蒙與救贖。此時，一個能讓步調慢下來，並且有效可行的生活方案不啻為一帖良方。兩位作者所發展的結合薩滿修習、神經微營養學、清淨飲食、簡樸斷食、規律的運動與靜心冥想的組合生活方案，平易近人、執行難度不高，並且可在每日的實踐中體驗到更為清明的大腦、更輕盈的身心狀態與彈性。假以時日，身心的啟蒙就會豁然來到。

要介紹一本內涵豐富多樣的好書極為不易，因為書中靈感與體會的出沒無跡可循，而重要的洞見只有在它高興時才會來臨，毫不考慮我們心中的欲求。譯者鼓勵讀者勿受限於書中的文本，多參考書後所附的注解文獻，與有興趣的章節作延伸閱讀，並身體力行，自能領會箇中奧妙。至於譯文的疏漏不足之處，應由譯者承擔與補正。生命本是深深蝕刻在每個人靈魂之中的一場絕無僅有的冒險，即便世界再怎麼快速，現實再怎麼成功，也不能遮蔽我們在啟蒙時體驗到的曙光，因為若無內在生命的靜默與沈思，人就會與能量、明晰與平安之源失去接觸，這種靈光乍現的愉悅雖無法減輕死亡所帶來的沉重，卻能讓我們從深沉的夢中醒了過來，尋求深之又深的永恆。

**李育青 Apuchin（飛翔的山或禿鷹）**

・執業牙醫師

・臼井靈氣治療師、城市薩滿

# 出版序

薩滿[1]與神經科學，它們有什麼共通之處？對於個人健康與福祉、心智卓越、靈性覺察、成長與豐榮、改善個人關係、更高品質的生活，以及有更大的執行力並對社會作出貢獻而言，這兩者皆是重要的關鍵——而這僅是略舉幾個好處而已。

然而，我們卻很少看見**薩滿**與**神經科學**這兩個字被同時放在一個句子之中，為什麼會如此呢？因為自從神靈的界域和科學的領域分道揚鑣，或者說是彼此毗離、分裂與區隔之後，我們就此生活在簡化論的時代中了。

這並非總是如此。數千年來，薩滿也是天文學家，巫士是科學家，靈性的探索者是探險家，而研究者是冒險家。他們的見解向來為皇帝、頭目、沙皇、國王以及君主所看重。一直到了既定威權的時代——教皇和安於統治現狀的權貴，將這些擁有遠見的夢想家貼上異教徒的標籤，並下令宗教與科學必須遵從他們各自不同的途徑。

幸運的是，靈性與物質的關係，雖然被迫隱身到幕後而不再被討論，卻並未完全從人類的意識中被抹除。科學家總是懷疑有些連結被保存在某種基礎典範之中，存在於大腦與靈魂之間。這些想法在數十年前重新開始浮現，並以「身—心—靈」連結這一詞來描述。

而現在，有兩個人，兩位先知——一位薩滿與一位科學家——結合他們的經驗與專業，去探索整個神靈世界與整個科學世界合而為一的整體。

《當薩滿巫士遇上腦神經醫學》是蒲大衛醫師——一位神經科學家及執業的神經科醫師，以及阿貝托・維洛多博士——一位醫學人類學家與薩滿，兩人合作的成果。不同於大多數的科學家只是調查靜心與瑜伽士的非凡技藝，他們兩位都是有實際經驗的臨床醫師，幫助了無數的病人療癒他們的情緒，修復他們的大腦，以及啟發他們的頭腦。因此，這本書的訊息是空靈的神靈與冷硬科學的再統一，而它的內容對你而言是靈性的祝福與身體的裨益，同時這些祝福與裨益也將帶給其他你與之分享這個故事的人。

為什麼呢？因為本書是深層的薩滿真理，與見解深刻之科學事實的交融。

蒲大衛與阿貝托・維洛多敢於將**神經科學**和**薩滿**這兩個字用在同一個句子之中嗎？當然敢啊！確實是這樣沒錯。因為，事實上，神經科學與薩滿是從同一塊布上剪下來，並以同樣的人類歷史與演化的結構串連在一起的織錦啊！

❶譯注：薩滿被認為是在人類世界與神靈世界之間扮演橋樑或信使角色的一群人，普遍存在於古老的文化傳統與原住民信仰之中。他們藉由修復創傷對個體靈魂所造成的影響，來療癒身體的病痛與痼疾，使身心靈恢復完整與和諧的狀態。薩滿也可進入超自然的畛域與面向，來探尋影響個人或社群問題的可能解答。他們也拜訪其他的世界，為失落或失去方向的靈魂尋求指引。薩滿主要在神靈或屬靈的世界運作，進而影響人類的世界。他們多為部落的醫者、智者、星象家、占卜師、追蹤師、藥草師與史學家。

# 前言

## 蒲大衛：古往今來的探查

我們一行人跟隨著薩滿的步伐，沿著約略六世紀以前印加人以石頭砌成的古道緩緩前進，一路上只有薩滿的笛聲偶爾劃破寂靜。我們的目的地是奧亞泰坦波（Ollantaytambo），這兒接近馬丘比丘（Machu Picchu），不僅是祕魯保留得最好的一處考古遺址，也是一個重要的聖地。

我的夥伴們似乎正抖擻著精神努力前進，而我則氣喘吁吁地忙著克服因一下從海平面高的佛羅里達，爬升到海拔一萬英呎的安地斯山區伴隨而來的茫茫視覺與如被重擊般的頭痛。所幸，我太太和兩個孩子似乎沒什麼大礙。

有一位與我們同行的薩滿注意到我的疲勞不適，給了我一把古柯葉，我決定試試用嚼食古柯葉來取代背包中用來克服高山症的藥物 acetazolamide。很快地，我覺得嘴裡有種麻木感，身體不適的症狀也迅速地消失。

到底這些印加的子民們，是如何得知古柯這類的植物可以幫忙緩解高山症的呢？答案可想而知，是來自於古老的智慧，然而我並不以此為滿足。因為去挑選一些不幸的老祖宗來遍嚐百草，測試它們是否具藥效是不太可能發生的事。而我的薩滿夥伴察顏觀色的模樣，活脫脫就像我在臨床看診一般。從他的凝視中，我了解到他對於古柯葉的運用，並不像我所接受的西方醫學訓練是來自概念的學習，而是一種深植於靈魂深處的深奧靈性智慧，這讓我心懷感激且倍受觸動。

其實我們一家子前往安地斯山的旅程是我太太的主意，她先前讀了幾本阿貝托博士的著作，頗受感動與啟發。正巧這次的行程是由阿貝托博士親自帶領，我們就決定參加了。在經驗了這次山上療癒的機遇後沒多久，我剛好有機會與阿貝托博士聊上幾句話。我們的交談沒有太多的客套，進行得自然而流暢，話題很快就繞著薩滿這似乎成為遺世獨立的文化的永續性打轉。當日末了，就在我們回到下榻的旅館時，我問了阿貝托有關薩滿這種經由直覺觸及複雜訊息的獨特能力時，他回答：「這是我過去三十年來的使命。」他的終生志業就是去發掘，如此謙卑的一群人到底是如何累積運用如此龐大的訊息。他說：「這並非是從人那兒流傳下來的知識，而是來自大靈（Great Spirit）這一所有知識的源頭。薩滿智者有能力觸及這智慧的泉源，而且這樣的能力並不局限在當地原住民身上，我們或多或少都具備這樣的潛能。畢竟，在眾多的世代與文化中，都有被認為是『成道』的人存在。」

回到我平日的診療工作，為了要服務有各式各樣腦部疑難雜症的患者，我的治療計畫總是整合了生活方式、營養補充品與標準化的處方藥物三者。這種有別於傳統神經學治療原則的介入方式，讓我在更深入了解有關健康議題的同時，保持慣有對新觀念開放的思維模式。儘管如此，我還是經常面臨許多棘手的狀況，病人的症狀往往跨越神經學自身的範疇，例如癌症、嚴重的關節炎、糖尿病以及其他難纏的痼疾等。

我開始把關注的重心，放在一小部分正逐漸成長中的患者身上。縱使她們被診斷出罹患不治之症，最後卻能再度恢復健康。到底她們能逆轉疾病的道理為何？在一個週五的午後，我正為一位患有慢性進行性多發性硬化症（一種與自體免疫有關且常致殘或致命的腦部疾患）的女性患者進行複診，答案就在這時浮現了。

貝絲接受我們標準的療程已有一段時間，包括營養補充品、特定的必需脂肪酸和營養針劑處方。雖然退化的速度變慢了，但隨著時間的進行，她還是得被迫使用助行器甚至是輪椅才能行動。然而那天下午，我和助理驚訝地看著她走過診間的玄關，完全不需任何協助。

我對她說：「我們得把妳列入奇蹟名單之中了。」這份名單顯示，有愈來愈多的患者獲得了醫學上無法解釋的進展。在診間，我們探究到底是什麼改變了她的生命，以及使她的身體奇蹟似地改善的原因。

她回答我：「我學習薩滿之道有好些年了。」她一邊說著一邊端詳我的臉，尋找我對這個詞彙的熟悉度。「基本上，我獲得了運用所謂**療癒能量**的能力。」她接著說：「不僅我的老毛病愈來愈改善，對自己的生命也充滿了更正面祥和的感受。我練習靜心技巧多年，但直到大約三個月前，才有靈光乍現的體悟。」

在接下來的幾個月，進入我們奇蹟名單的患者愈來愈多。在我的觀察中愈來愈清楚呈現的是，那些參與某種靜心或靈性修習的患者，獲得最明確而顯著的康復歷程。不管是反覆地練習自我肯定、冥想或以某種方式祈禱，事實上她們都多多少少與薩滿傳述的大靈有某種形式的連結。

除此之外，這些患者的生活方式，有某些特質也慢慢凸顯出來。大多數人偶爾斷食，幾乎所有人都從事某種運動，以及服用某種類別的 DHA。使用這種 Omega-3 群的營養補充品一直是我的最愛；事實上，後來我發現它們在促進生活方式的改變上，帶來了超乎我原先預期的效果。

在祕魯與阿貝托博士的偶遇後三年，我們成了好朋友，也明白我們倆必須集思廣益，共同工作。對我們來說顯而易見的是，接近大靈或者神聖能量（被以許多稱謂呼喚的自然力）之道，是為所有人敞開的。就某方面來說，我們都是薩滿。而最前衛的細胞生物學教導也證實，數世紀以來，經由靜心的修習通往啟蒙之路的生活方式，並非只屬於少數神的選民，而是屬於用心學習的人們。我們協力所發現的成果，也不是只為了個體的展現，而是為了全體人類的福祉。

## 阿貝托．維洛多：從腦部實驗室到啟蒙的旅程

日復一日，我逐漸習慣了福馬林的氣味。位於舊金山州立大學的生物系裡，在我努力爭取來的狹小空間中，到處擺著滿是福馬林惡臭的五加侖大桶，裡面堆滿了形形色色

的腦子——有羊的、牛的以及人的。我在被數百個大腦所圍繞的環境下，研究心智如何創造心因性（psychosomatic）健康或疾病，以及薩滿何以能治療疾病。

在孜孜埋首於研究工作的兩年後某日，我驚覺到自己一直以來都是從錯誤的觀點來檢視心智。我竟試圖用觀察大腦結構的改變與血液生化學，來了解美洲原住民的靈性傳承。接下來那週，我辭去了學校的職位，把實驗室的工作做個了結。當月末了，為了進行薩滿的在地田野調查，我為自己買了一張前往祕魯亞馬遜叢林的單程機票。當時我的好友——一位醫學系學生，送了我一把大獵刀當臨行禮物，並附上一張便箋寫道：「你在亞馬遜上游會用得著。」我所熟識的每個人，包括我的家人，都認為我一定是瘋了，才會拋下一個在大學校園內穩當有前景的工作與職務，去追尋一個像探險家這種輕率而不切實際的夢想。其實我自己心裡也很忐忑，只是從未跟別人提起。我不過是個城市小伙子，從未涉足於叢林中，但我很確定一件事：實驗室中肯定找不到有關心智的解答。

接下來的二十五年間，我跟隨美洲聲譽卓著的薩滿智者們旅行與學習。在那段時間內，我見證了非凡的療癒事蹟。有許多長久以來被西方醫學所放棄的患者，藉由當時我只能認定是奇蹟或自發性康復的方式恢復健康。隨著時間進展，我成了薩滿的學徒，學習他們的療癒原則與方式。但有一部分的我總覺得自己是局外人。一位我跟隨多年後來成為我導師的長者，為我釋疑：「那是因為你的上帝是從天堂下凡來的。在塵世中生活的我們，只能在絕無僅有的場合經驗到祂。我們的神從大地之中，像金黃色的玉米般揚昇，並住在我們之間。這創生之力我們稱為大地之母（Pachamama），神聖的母親。」

我的薩滿導師們與神聖的母親——一種他們能與之互動的能量或智慧一起工作，療癒他們的患者。他們相信我們**就是**這神聖能量的肉體化展現，就好像陽光如彩帶般纏繞著樹幹，而當我們把柴薪放入火中，就會釋放出祂們的光芒一樣。他們也宣稱能從一個人的肉體上，**看出**此能量所散發出來的發光本體的形式。他們說，在本體上的暗色斑點代表著疾病的存在，即使當它還尚未在肉體上顯化之前他們就能察覺。

多年後，我也學習到去**感知**發光能量場，並逐漸了解薩滿們所說的，所有的生命都是透過光的絲線彼此相連的想法。起初，我那受過良好科學訓練的腦袋，試圖透過合理化的闡述來理解這個概念。例如我們吃動物，動物吃植物，植物由陽光獲取養分。我提醒自己植物的葉綠素把光線轉變成碳水化合物，比如說麥子與其他穀物，而我們則把碳水化合物當燃料，在細胞中還原成光。這個過程被稱為克列伯氏循環（Krebs Cycle）。經過一段時間，我那邏輯性的大腦才逐漸放鬆像老虎鉗一般，對直覺緊抓不放的掌控，而我也比較能直接去覺察那所有造物（Creation）所織就的光之網絡。

同時，我也學習到創傷會留下一個難以抹滅的印記，讓治療師得以從案主的發光能量場上察覺出來。他們認為這印記標註了一個人畢生關於健康與疾病的所有經驗，就像一個我們必須背負的十字架。薩滿們不但能幫案主減輕負擔，或許還能讓他們明白在經驗這些原始創傷背後需要學習的人生課題；但到底是要減輕負擔、完全拋棄、或讓創傷成為生命中難以承受之重，則取決於案主個人的抉擇。根據薩滿的說法，要清除印記並卸下這些決定我們人格與健康的負擔，方法是藉由能量醫術去療癒我們的有害情緒。

我在與薩滿們生活與學習的這些年，也習得這能量醫術之道並傳授給歐美的學生。我們的畢業生學習運用這恆常永存的傳統療癒技巧來幫助家人、朋友與個案。然而，作為一個現代薩滿，我們同時也明白一個人如果希望疾病被療癒，並且能夠真正自由與清明地活著，強化其內在母性的生命力是必要的。這需要斷食、祈禱與靜心，並結合療癒藥草與植物的運用。

在與薩滿們學習這些年，我也得知他們對神聖母親的信念，是我們都有潛力從大自然中找到的。與其說祂的形象是一個會讓人聯想到上帝的虬髯老者，倒不如說是在所有造物之間流轉的生命力所形成的一種能量與意識之海，我們皆泅泳其間並成為祂的一部分。我同時也明白，我們西方的神性概念或許就是這種生命能量的男性版本。祂充斥在我們身體所有的細胞之間，讓所有的生命甚至是星辰都生機盎然。薩滿們幫我發展出與大地之母的母性力量之間，一種原初且令人滿足的關係。

我在二〇〇六年的一次年度探訪安地斯山的旅程中遇到蒲大衛先生。他起初引起我的注意，是在我們循著古老的印加石階，爬上位於奧亞泰坦波遺址附近的一處風之神殿（Temple of the Winds）的行程中。當時他氣喘吁吁，似乎為高山症所苦，但在嚼食當地人視為有藥效的古柯葉之後，獲得極大的舒緩，步伐舉止也漸漸跟上大家。後來就好像認識許久的友人一般，我們開始了一段輕鬆閒散的交談。

大衛談起他多年來的工作與發現，我也因他對原住民的傳統療癒方式感興趣而覺得高興。回想那段旅程第一天的偶遇，當我提到在薩滿的概念中重建母性的生命力有多重要時，他立刻臉上洋溢著光彩地回答：「是的！」並補充說：「那就是粒腺體。」

聽到這裡，我差點從椅子上跌下來。這不就是古老薩滿傳承與現代神經科學的連結點嗎！我記得粒腺體是遺傳自母系的血統，也就是薩滿智者所提到的，存在每一種生物的每個細胞中之母性生命能量的源頭。當大衛提到，這些細胞內的能量發電廠，似乎在現代步調快速的生活所產生的接二連三的壓力，與汞、殺蟲劑、水及空氣的污染等外來生化毒素所帶來的影響下而逐漸崩解。而他也示意古老的薩滿療癒技巧，包含祈禱、斷食、靜心加上增添特定藥草的清淨飲食，都會恢復粒腺體的功能。我對這個發現感到非常振奮。

對我們雙方而言，在這段愈來愈熱絡的談話中逐漸明朗的話題是，在**古老**的療癒技巧與靈性修習中，有許多元素可以用**現代**神經科學的語彙來描述。大地之母的母性生命力，可以在我們細胞中的粒腺體被發現；發光能量場上的創傷印記，等同大腦內產生有害情緒的神經網絡，且可形塑我們的人格。

我不由得高興萬分。在亞馬遜叢林中讓我不解，覺得自己像局外人感到失落的元素，卻好端端地安住在過去實驗室周圍那些保存大腦的藥桶中，並在那些臭氣薰人的日子裡與我常相左右。

事實上，雖然我成功地將傳統薩滿療癒的方法，轉譯成科學上良好可行的學習，而我們光體能量療癒學校的學生和患者們，也都有令人驚嘆的生命轉變，但有些人仍會發現，要跳脫自己極具破壞性的信念與情緒是相當困難的。要學生像我一樣花上二十五年的時間，在亞馬遜叢林或安地斯山的荒野中生活與斷食，或只靠某種特定的樹皮和莓果過活是相當不切實際的。

大衛對大腦所需要的豐富營養成分有相當的了解，這些知識與薩滿所力行嚴謹的清淨飲食都能達成相同的療效，也許還更為細緻與便利。他了解如何修復粒腺體，恢復母性生命力。他也明白如何為大腦的啟蒙做好準備。同時，我深入研究薩滿與瑜伽修行多年，對於如何切換大腦到更高層次的功能、幫助我們療癒創傷及經驗喜悅，我知道這些方法會有些幫助。

如果我們將這兩種研究方法結合在一起，來幫助我們的學生或患者療癒他們的大腦、重拾健康，並且又能讓他們從憤怒和恐懼這類的有害情緒中解脫出來，是不是頗為吸引人呢？

# 導言

啟蒙。有史以來，這種難以描述的狀態就是許多偉大心靈的焦點所在，也是數以千計的人們畢生所追求的目標。經常映入我們眼簾的是，僧侶平靜地坐在蒲團上靜心……修女們跪著祈禱……或是在亞馬遜叢林野地中的薩滿。我們對這些成道代表的個體印象或許沒錯，卻也道出了我們所企求的狀態，是只有保留給極少數有特權的人的。

然而我們認為，啟蒙之路是為那些願意奉獻時間和努力的人所開啟的，為達到這樣的狀態並不需要活在一個與現代西方世界格格不入的生活型態中。啟蒙的獎賞，也不僅限於沉思冥想玄祕事物所獲得的靈性智慧。它也存在於富有開創精神的科學家發現DNA序列，創新的主廚準備了令人垂涎三尺的餐點，以及有洞察力的藝術家所創造出啟迪人心的巨作之中。我們認為啟蒙給與每個人創意、無以倫比的創造力，以及內在平和無限的可能性。

我們也認為，藉由喚醒高層次大腦力量的聚焦練習，可以加速我們尋求啟蒙的過程。當我們高層大腦的功能被啟動，就能激發潛力去改變我們的靈性與生物性的生活。

不過，要達到此一理想的意識狀態，我們不但要精通古老的啟蒙技巧，同時也必須回復大腦在分子層面的健康狀態，這兩大目標是交織在一起而且密不可分的。

## 理想的大腦

一般而言，憤怒、恐懼、嫉妒、貪婪與擔憂，會壓抑我們的自我價值與內在的祥和。然而，即使在週末的避靜、靜心，或漫步在寂靜的林中，心靈依舊持續追逐著思緒，組織成一張待辦事項表。心靈對於未完成的活動或未解決的情勢，感到焦躁不安；我們很難靜靜地坐下來，淨空心中的思緒，只是持續不斷地著墨於過去的未竟之事。

本書幫助你了解為什麼自己的大腦，大都是依靠以生存為依歸的史前胎記區塊——

也就是爬蟲類的腦或邊緣腦所建立的神經網絡在運作，而不是以大腦理想水準的機能為之。而且本書會告訴你，如何克服自己舊有網絡所造成的有害情緒（基於過去的不良經驗所造成的創傷）。藉由療癒史前的腦，你可以開啟更新、更高等、更有創意的大腦構造——新腦皮層，特別是前額葉皮層的部分——它可幫助你根除恐懼、心靈上的貧瘠與生活中的憤怒。這部分可以經由建立大腦內新的神經網絡來達成。

直到最近，大多數的大腦研究者都公認，即便兒童的大腦在早年發展過程中極易受到影響，但能變更其線路系統的機會，在七歲左右就砰然關閉了。總體來說，胎兒或幼童的大腦就像一塊乾的海綿，能吸收所有的知識、信仰與行為，以便存活在這新的俗世環境中。然而，關於大腦過了早年某個特定時期就無法更動其網絡系統的前提，時至今日也已經被翻轉了。

最先進的神經科學研究已證實，我們可以長出新的大腦細胞與改變大腦內實際的神經網絡。只要我們能提供神經元一些日常飲食中所缺乏的特定營養素，以及從事一些趣味盎然的新活動，我們就能建構新的神經網絡，協助我們轉變受到局限的信念與行為，並再度尋回失落已久的喜悅感、樂觀與寧靜。

要得到這樣的益處，你必須開始學習大腦怎麼運作，以及你的粒腺體是如何受到傷害的。

## 健康的身體

以神經科學的語彙來說，「啟蒙」就是在有理想的粒腺體和大腦機能的前提下，使得我們同時經驗到內在的平和與幸福感，以及想要創造和創新的強烈渴望。粒腺體是細胞內的能量工廠，它們能影響你的心情、活力與老化過程，甚至是你可能的死亡方式。它們也負責細胞汰舊換新的工作，這是自動發生且不被意識察覺到的功能。

粒腺體受到我們所吃的食物、所吞進的卡路里，身體的運動程度和是否攝取特定的營養素所影響。

本書將帶給你獲取嵌於粒腺體 DNA 內之關鍵碼的能力；直到現今，它們還因大腦沒有能力反轉因自由基的侵襲所造成的傷害而被鎖碼。當我們解開這個密碼，就能化解西方人一輩子飽受疾病所苦的人生旅程的僵局。當粒腺體被修復，細胞就能表現出促進大腦健康和長壽的基因，我們也將不必持續重複源自於家族的疾病與創傷了。

## 啟動你的大腦計畫

「藍區」（Blue Zones）是指在我們這個星球上，年齡過百的人比在美國相同情況的人多上十倍以上的地區。《國家地理雜誌》的作家與研究人員丹・巴特納（Dan Buettner），寫了一本書描述這個現象，並報告他所發現的這些長壽個體的共同特徵，包括了卡路里減量（吃比讓你感到飽足的量少 25% 的食物）、不吃肉及加工食品，以及過有意義與目標的生活❶。巴特納引用了一份研究丹麥一對雙胞胎的科學報告，指出基因只決定了 25% 的個人健康與壽命的長短，剩下的四分之三取決於生活方式的因子，例如：我們吃什麼東西，如何愛人與被愛，運動的多寡，以及如何發現自己生命中的價值。

事實上，藉著關閉那些使我們易於罹患惡性腫瘤與疾病的基因，生活方式的因子修改了我們的遺傳表現，而粒腺體則調節這些基因的開啟或關閉。所以，為了活的更長壽與更健康，我們需要功能運作最理想的粒腺體。

在智利狼市（Los Lobos）的能量醫療中心，以及蒲大衛醫師位於佛羅里達州那不勒斯市的健康中心裡，我們幫助個案恢復粒腺體的健康狀態以修復他們的大腦。我們的計畫包括靜脈注射穀胱甘肽以及給與高壓氧治療，來使粒腺體的機能盡可能完善，同時也提供適當的食物與營養補充品，讓大腦能夠從多年高壓的生活型態所造成的傷害中恢復。我們發現粒腺體、智力與大腦，對這樣的介入方式反應出奇地快速且良好。接著，再經由薩滿的靜心修習，我們得以療癒有害情緒，並得到內在的平和。

但你真的不用參加我們所提供的七天密集療程來達到這些好處。我們在本書為你準備一套同樣的方案，幫你療癒粒腺體，並且幫你的大腦換上一套平靜喜悅而非受苦的新網絡。我們結合了兩種互補的配套策略：大腦所需的特定營養素，斷食以及啟蒙修習。由蒲大衛醫師所推薦的神經營養素，可用來修復因壓力、心理創傷和退化性疾病的影響而受損的大腦，幫助它長出新的腦細胞，並開啟負責促進免疫、強化大腦機能與帶來長壽的基因。同時，由阿貝托・維洛多博士所倡議的啟蒙修習技巧，則協助我們喚醒腦內特定的區域，讓平靜、慈悲、創新和喜悅能自然而然地發生。結合這兩者，我們得以建構能獲致喜悅與健康的新神經網絡。

運用這套方案，你可以發展出以前只在少數有福之人身上才有的天賦，並且在這過程中，你也將有機會獲得身體其他層面的好處。這其中包括降低極具破壞力的腦部疾病、癌症、心臟病以及帕金森氏症的風險；去除令人身心俱疲的情緒擺盪，破除不健康的情緒與行為模式；克服過往傷痛的記憶與創傷；獲得強大有力的明晰思緒與長壽的潛能。所有的裨益都無須使用藥物。

當我們修復大腦且療癒了有害情緒，我們就朝向個人身心健康的狀態邁進。如此，我們才能帶出屬於成道者的品質，那就是：內在的平和、智慧、慈悲、喜悅、創造力，以及對未來嶄新的願景。

第一章

# 啟蒙的神經科學

神經科學能夠帶來宗教為我們所擘畫的允諾，讓人從痛苦、暴力、匱乏與疾病中解脫嗎？神經科學也能引領我們的生命進入一個充滿健康、和平與豐足的太平盛世嗎？

世上宗教的許諾是如此的雷同，對於喜悅、內在平靜與健康的渴求很有可能是銘刻在人類大腦中，而且變成像是生殖驅力般強而有力的社會直覺。在聖經、可蘭經、佛教及印度教的經文中皆教導我們無論死後或在時間的盡頭，經過多少次輪迴轉世，或依據個人努力修行而得到的品質為何，我們都會進入一種極樂的狀態。這種解脫的狀態在基督教中被稱為恩典或天國，回教叫天堂，東方的傳統則視為覺醒或般若，其中尚有不同的稱謂如「三摩地」（samadhi）、「了脫生死（解脫）」（mukti）、「菩提」（bodhi）、「悟道」（satori），與「涅槃」（nirvana）。

然而，如果恩典、三摩地與啟蒙確實是奠基在生命科學之上呢？如果這些是大腦中可程式化的迴路所創造出來的高度錯綜複雜而有條不紊的狀態呢？如果這種迴路使得我們在此時此刻的現實世界中，就有機會獲得恆久的喜樂、內在的平和、健康與福祉，而不用冀望久遠的未來或來生呢？

## 能量本體

在一九三〇年代，西非的多貢（Dogon）薩滿告訴兩位法國的人類學家，天狼星（犬星）有一個伴隨的「太陽存在」。這個天體無法以肉眼看見，而當時的薩滿不可能有機會接觸精密的望遠鏡；然而，他們描述說它是一顆以五十年為週期，以橢圓形的方式繞行天狼星的極端沉重的星體。四十年後，天文學家以功能強大的望遠鏡辨認出這一星體，並命名為天狼星 B❶。

在更多的實例中，我們可發現這些知識似乎不太可能出現。舉例來說，亞馬遜的智者宣稱，經過靈視探尋（Vision Quest）過程中的斷食與祈禱之後，植物教導他們如何製備箭毒——一種用來狩獵的神經毒素，也常被用於現代的麻醉術式中。

箭毒，是從毒馬錢子（Strychnos toxifera）的樹皮或防己的花，特別是南美防己（Chondrodendron tomentosum）這一品種中萃取出的致命毒素。最常使用的製備方式是把防己及南美防己植株的樹皮碎片用慢火熬煮七十五小時，直到成為深色如糖漿般的糊狀物。在煮製的過程中，如果吸入帶有甜香的蒸氣，呼吸肌就會鬆弛不反應，且導致窒息而猝死。所以煮製的人要在安全距離外看顧它，以免吸入有毒的煙霧。箭毒的受害者會經歷到清楚看著自己無法呼吸，而身體逐漸痙攣卻無法動彈或呼救的可怕情境。神奇的是，當它煮製完成時，反倒可用手碰觸並揉成糊狀，甚至吞下去也無害。然而一旦箭毒直接接觸血液，卻是致命的——例如塗在箭簇尖端的毒素穿破了受害者的皮膚。但薩滿是如何得知這種效應的呢？在統計上，他們不可能用嘗試錯誤的方式去發現箭毒的配方。他們從自然界（生物圈本身）獲取應得訊息的基礎，是藉由發掘遍布於所有生命中的隱匿智慧而來。這套生命的網絡，就是被他們稱為「神聖母親（聖母）」那支持與影響所有造物的生命能量系統。現在這個概念正逐步回歸科學界的思維之中。科學家也重新思考太空是否只是一片「巨大的虛無」這類的概念。有愈來愈多物理學家假設太空中並非空無一物而是充滿著能量：從大霹靂而來的宇宙射線到脈衝電磁場與重力。而這股能量是否也是一個浩瀚的訊息庫呢？

## 歷史中的女性特質

古代人用許多形式來認同與禮敬神聖的女性，例如薩滿的神聖母親。千百年來，在文字出現之前，從印度河谷到中歐，世界各地的文化中，皆讚頌女神。在印度，卡莉（Kali）長久以來就被敬奉為母神的終極本體。在希臘，赫拉（Hera）代表更古老的女神，可能和蘇美人的女神依南娜（Inanna）有關。而伊留西斯神話（Eleusinian Mysteries）中敬拜的女神狄米特（Demeter），是主宰大地與農業的穀神。

在中歐各處，早期代表女神的是由石頭與骨片組成叫做維納斯（Venus）的小雕像。其中最廣為人知的是威廉道夫的維納斯，它是以接近發現地所在的奧地利中部的小村落 Willendorf 來命名，有一對大的胸部與臀部，是肥沃與繁殖力的象徵。這個雕像大約是完成於二萬五千年前，以石灰岩雕成，並以不是該地區出產的紅色赭土染色，或許是當時的朝聖者從別處攜回的珍藏。在這個區域到處可發現類似的小雕像，數量多到讓有些考古學家深信，這代表有某個時期，女性的形象是神的唯一代表。以研究歐洲新石器文明著稱的考古學家瑪莉亞・吉巴塔絲（Marija Gimbutas），提供了相當的證據指出，歐洲的心臟地帶有一度曾受到來自現今烏克蘭或南俄一帶的印歐民族侵略，這些好戰的入侵者騎著馴養不久的馬，輕易地打敗崇拜女神的新石器時代農夫。這些入侵者是已知的戰斧文化成員之一，因為他們的特徵是在男性的墳墓中，會放入一個在當時不能用作武器而只有象徵價值的石製戰斧。

當這些戰斧民族在紀元前三千年左右抵達歐洲，他們以男性神祇取代了女神神話，神的代表便成了男性生殖器與生命之樹。印歐民族神殿中的主神是 Dyeus，天空之神被稱為天父、閃耀的父親，Dyeus 這個名稱是拉丁文代表「神」（deus）的字根。在希臘，Dyeus 變成了宙斯（Zeus），在羅馬則成了朱比特（Jupiter）主神。

## 女性特質的失落

根據最早蘇美的楔形文字板、古印度河文字及古埃及象形文字（紀元前 3000～2500 年左右）的記載，在青銅器時代開始，抄寫員就開始記載軍事將領的故事和詩人的歌謠。歷史事件的記述變成無可置疑的事實，而且開始取代那些混合事實與神話，且經由豐富的口述傳統而成為代代相傳的傳說。男性的天神如宙斯、耶和華、索爾與濕婆，取代了女神與大地母神而成為優勢的神祇。

人們不再視大自然為神性的體現，而是成為可用的資源：森林用來蓋房子與造船，土地用來耕種作物，豢養動物來當食物。對自然的機械觀開始占上風，化學家取代了煉金術師，天文學家取代了占星師。直到一六〇〇年代末葉，由於牛頓物理學的引進，任何無法以科學解釋的力量都被駁斥為迷信。

西方醫學是在這種世界觀下誕生的。醫生傾向於使用合成藥品與外科手術而非以自然的處方來治療身體的不適。科學的觀點取代了古人的神奇世界。顯微鏡的發明，使得科學家能夠研究過往被視為不可見的致病「精靈」，並將其歸類為微生物。後來，研究者發現了遺傳密碼，並開始抱持著凡人能像控制自然般地控制健康這樣的看法。遺傳學家與化學家也發現運用處方藥物操控基因並戰勝疾病的方法。

現今，西醫似乎過度著眼於認定疾病的成因是「病人的生理問題」如此化約的反射性回應。不論其原因是鬱積的感染媒介或化學性的不平衡，醫生與病人兩者常常把處方箋看成是治療疾病的唯一方法，其結果就是忽略「病人的獨特性」這更為根本的議題。

## 恢復女性的特質

可是，擺錘已開始擺回宇宙是相互連繫的信念，以及神聖女性是重要的這一端。當代的科學家，包括諾貝爾獎得主艾溫・薛丁格爾（Erwin Schrödinger）、神經科學家溫貝托・馬圖拉納（Humberto Maturana）以及物理學家弗朗西斯・瓦雷拉（Francisco Varela），都提出宇宙中所有的粒子皆相互連結這樣的想法。

我們可以從物理學上的纏繞現象發現這些相互連繫的證據。證據顯示，當兩個粒子被共同創造出來，比如經由其他粒子的放射性衰變中產生，不論它們之間可能相距多遠，依舊是連結在一起，或者說是糾纏的；直到該粒子被觀察或測度出來之前，它的變量是未定的。舉例來說，當一個糾纏的粒子帶正電，它的配對粒子必帶負電。反轉其中一個的電荷也必然導致另一個電荷的立即轉變，這違反了廣義相對論的法則，因為這樣的現象牽涉超過光速的信號傳送。然而，糾纏的概念和量子力學的定律是一致的，宇宙中遠距的交互作用不僅是被允許而且是司空見慣的。量子力學一般被認為只能應用在次原子的粒子上，因為量子效應無法以大尺度來觀察。但是，亞利桑納大學著名的麻醉學家和教授斯圖亞特・韓默洛夫（Stuart Hameroff），以及亞伯達大學的物理學家傑克・

圖辛斯基（Jack A. Tuszynski），皆提出量子運算——在一個大於次原子層次的尺度——實際上可能在大腦內發生❷。

一般被採納的科學模型指出，意識的產生是人類大腦的資訊處理能力——亦即運算能力的結果。韓默洛夫正在研究微管（microtubules）細胞內的結構組件，它能夠將養分從細胞體運送到神經軸突的終端。在韓默洛夫的研究中，他注意到麻醉主要是經由影響神經微管來發揮作用；而意識與運算能力之間的關聯性使得韓默洛夫推論，這些微管事實上也許扮演著訊息處理模組的角色，或許也可使現今估計的人類運算能力增加超過百萬倍以上。果真是如此的話，單純的運算能力能提供給人類與生物圈有意識地溝通所需的「頻寬」——亦即在本質上進入我們互相連結的宇宙訊息場之中。由這類科學家發現的模型中，可解釋為何過去薩滿及先知們能以簡樸而優美的方式為我們闡釋各種事物（這是在當我們有能力與自然全體展開積極性對話的時候才能辦到）。

## 善於計算的頭腦

大腦中神經元的數量是十到十一次的乘方——那是 1 後面有十一個零，或者是二千億之多！較大的神經元中約有一萬個突觸，以大約接近每秒一千次的轉換率運作，這代表大腦每秒能處理的運算接近十到十八次乘方❸。這是一個令人難以置信的大數目。而當神經微管群成為相關連的次運算單元時，馬上可想見的是，在每個神經元內有超過十億個微管，大腦的運算能力將增加至不可思議的巨大程度。

然而，無論大腦能執行的運算數目是十後面加十八個零或二十七個零，都不比我們有多妥善運用我們的大腦來得重要。例如，如果我們被要求記住「嘿！裘德」（*Hey Jude*）這首歌一陣子，然後再被要求忘掉它，我們一定會和大多數人一樣，為了將它逐出腦海而吃盡苦頭。事實上，不管大腦所能執行的運算能力有多大的可能性，大多數的人卻把大部分的能力耗在日常生活的種種問題上。這種對優異大腦的浪費，使得大腦沒有多少運算能力可用來創新、有創意地跳脫困境，以及啟蒙。

韓默洛夫認為大腦細胞內的微管群能表現出量子力學的事件，如果他的看法正確的話，請試著想像你能有多大的潛力與可能性，尤其是當你拋開恐懼、性、貪婪，或是沒完沒了的焦慮時。你可以擁有力量去積極參與非定域性交流，跨越銀河系汲取訊息，從個人的前世來生或人類集體的歷程中鑑往知來，學習特定的課題——如同成道的人或薩滿所做或曾做過的事情一樣。正如達賴喇嘛所說：「在高層靈性經驗的人……會發展出一種禪定的狀態，成為有洞察力的覺者並且能創造奇蹟❹。」

## 大腦與啟蒙

所以，有了這些擴展的大腦能力，我們到底是要爭取什麼呢？在東方，啟蒙（悟道）傳統上與慷慨、慈悲、樂天知命以及物我合一的經驗有關。而在極端強調個人的西方社會，對啟蒙的模糊看法，則是如實地接納這個世界，或是去發現我們如何讓它變得更好。啟蒙對我們來說也意謂著對新奇、探險與創造力（獨創性）共同的渴求，具體的例子像是涉足太空的探險家。

如果我們將啟蒙的東方品質從宗教脈絡中取出，並將其置入生命科學的領域中，我們會發現它們是與活化人類腦部最新的部分——前額葉皮質（prefrontal cortex）有關的特質。在功能性磁共振掃描中，我們發現經常靜心的人，其腦部在影像中會顯現出與不靜心的人大異其趣的聯通結構。他們比較能夠保持在平靜與無壓力的狀態，生活在祥和之中並實踐慈悲。令人好奇的是，在三摩地或啟蒙的狀態，他們的前額葉皮質往往是腦中最活躍的部分。法王達賴喇嘛把啟蒙的狀態形容為「一種能自驅動無止盡循環狀態的不良情緒中獲得解脫的狀態，但同時也能擺脫頭腦中因這類情緒而起的既定傾向❺。」達賴喇嘛想說的就是：「啟蒙是一種能自破壞性的情緒、限制性的信念，以及重複的行為中解脫出來的狀態。」

只有當大腦中的前額葉皮質能減緩腦中史前區塊的驅力，寬宏大量與慈悲才得以生出。然而，為了讓前額葉皮質能夠建立達到喜悅與平和的功能性途徑，大腦與全身上下必須得處在健康的狀態。我們要適當攝取營養品並加上內在紀律的訓練，也必須療癒身體與頭腦來使前額葉皮質產生力量。這一新的大腦，可在生物學的層面上進行程式化，使我們經驗極樂、長壽、平和與重生。長久以來，這個腦部區塊一直處於離線狀態，被它所允諾讓我們從中解脫出來的「匱乏、暴力與創傷」這類力量壓抑著。

一旦腦中這個新區塊能連上線，腦部協同作用就有可能發生。協同作用意謂著整體的效能大於其構成部分的總和。工程師非常熟悉所謂協同作用如何運作，譬如：不鏽鋼的抗張強度幾乎是鐵的十倍，即便不鏽鋼基本上是鐵加上些微數量的碳去冶煉而已，而碳與鐵本身都是易剝落碎裂的。兩者一旦結合在一起，卻成了極堅固的材料。

大腦協同作用（Brain synergy）意謂著一部神經電腦裡裡外外所有的迴路皆開啟，而且共同運作，同時每個區塊皆主管其特定的功能——就像心臟主管血流，肺臟主管呼吸——這創造出無法以其個別的組成部分來定義甚或描述的一套系統。

## 成就協同作用

東方世界的人們認為，成就大腦協同作用之道是經由靜心的練習。薩滿們稱之為「明晰的洞見」。而在瑜伽傳統，則被稱為「三摩地」、靜心的最高狀態，或是天人合一。不論用什麼樣的措辭來形容這過程，最大的挑戰都在於**不認同由破壞性情緒所生出的自限性覺知**。

想像一個湖泊。湖面水波不興時，它就完美地映照出環繞在其四周的所有景物，你可看見對面的松樹或上升的月亮於湖中的倒影。然而只要有一陣微風輕拂過湖面，湖面就只映照出自己，就好像它在說「看著我吧！」同樣地，當我們的心智被不請自來的思緒或情緒攪擾，或是因電視排山倒海而來的商業廣告，社交上的閒言閒語，以及瑣碎的標誌與招牌而心煩意亂時，它就會自與浩瀚宇宙的連結中抽離。我們內心深處對領悟創造的偉大奧祕並想成為其一的渴望也因此中斷。薩滿們認為，想要與生物圈中龐大的訊息場互動，我們必須進入有清晰洞見的狀態。我們的心智必須處於平靜的狀態才能覺察世界的本質，而不是只有自身破壞性的情緒所生的檯面下劇碼的反射而已。

有一個北美曠野印地安人的教導故事是這麼說的：有一個年輕人走到他祖父跟前說：「有兩頭狼在我裡面，一頭想要殺戮與毀壞，另一頭想要創造平和並帶來美麗，哪一頭會贏呢？」祖父這老者回答他說：「你常餵養的那頭！」

同樣地，我們的選擇可以是：去餵養那頭帶來混亂與迷惑的狼，牠會吞食你積極正面的思考，摧毀你的自我價值感，而且耗盡你整個生活。或者是餵養那頭帶來內在平和的狼，能夠讓你的頭腦成為像美麗靜謐、波平如鏡的湖面一般，並且能夠觸及你高層次大腦的品質與天賦。

一旦療癒情緒的腦，而且創造出大腦協同運作的狀態，我們前額葉皮質的天賦會自然而然地連上線，屆時我們將不再需要用人為的方式去追逐幸福，因為幸福感將由內在輕易地興起。對前額葉皮質而言，幸福不是好運與偶然的結果。沒錯！幸福是明晰的洞察所帶來的恩典，而且永遠屬於你。

第二章

# 強而有力的頭腦

不論是作為一位長年來致力於研究安地斯山或亞馬遜叢林薩滿智者的療癒技巧的人類學家，或是一位以數十年的時間，花心思治療受退化性腦疾所苦的患者的神經科醫師，在我們兩者的工作中，常因頭腦在生理或心智上，竟然有能力達成令人無法置信的壯舉而感到興致盎然。我們在這期間曾與多位智者會面與研習，這些人往往能夠成就令人嘆為觀止的卓越才華、內在的平和與創造力。我們曾聽說某些西藏的僧侶能在冰封的山上徹夜靜心而不會被凍死，直到太陽升起時還能從裸露的肩上抖落積雪。

頭腦的全能至今尚未被完全理解，但我們卻能定期地見證令人驚嘆的實例。

## 健康與思維

多年前，人們認為支持團體和壓力管理技巧，不過是正在接受重症醫療的患者的無害輔助方法。然而最近的研究指出，運用如正念禪修這類技巧的患者，非但較不會因為病痛而有情緒壓力，也會經驗較佳的身體健康。事實上，這個研究指出了思維、信念與情緒是如何影響身體的健康狀態。

在二〇〇九年七月號的《科學美國人》雜誌裡，神經學家馬丁・波特納（Martin Portner）敘述了格蕾琴的案例，這是在一項他於二〇〇五年用睪固酮貼片來治療性冷感之可行性研究中的例子。性冷感是指性慾低落到根本沒有性趣或魅力，而睪固酮是男性的睪丸或女性的卵巢產生的荷爾蒙，和性興奮與勃起有關。自從手術摘除卵巢後，格蕾琴就缺乏性慾。

經過戴上貼片十二週後，格蕾琴再度感受到了性騷動，她說：「可能只是貼片的關係。」此後不久，她終於能夠再次和丈夫作愛並有了多年來第一次的性高潮。但在格蕾琴的故事中最令人驚訝的是，她其實並不知道自己只是研究中的對照組，而給她使用的貼片只是安慰劑，並不含有任何睪固酮在內。

格蕾琴性慾的回復很明顯地與她神經線路的改變有關，某些字面意義上的「改變初衷」（change of mind），甚至連她自己在意識上也沒有察覺。然而，就這樣發生了，而這改變透過她的身體感受到了。

我們大多數人對心因性疾病的熟稔度多過於心因性健康，並且都深知煩憂可致病，卻對一笑保安康抱持著懷疑的態度。即使如此，醫學也不太相信心因性健康是可以達成的這種想法。畢竟，我們總不能在知情的情況下給自己安慰劑。同樣地，我們也不可能取悅自己。然而對那些仰賴傳統治療師——巫醫與醫女——的社會而言，早就明白頭腦的力量足以帶來療癒或扼殺生機。薩滿們不時運用大的排場與儀式，促使頭腦的能力流向身體的療癒上，他們繁複的儀式可以啟動前額葉皮質來創造健康。

然而在現代社會，大部分的人都把這類的做法硬說成是迷信與騙術，「求心安的」也成了日常對話中的批駁用語。諷刺的是，現代的「儀式」包含了提供病人不含藥用成分的糖球錠，用安慰劑當對照來測試新藥以決定其藥效已是慣例。實際上，有強而有力的證據顯示頭腦本身就具有舒緩發炎、安定神經且影響身體器官與組織以回復健康狀態的能力。

舉例來說，研究顯示在百分之五十六的人之中，糖球錠的作用和嗎啡一樣有效[1]。

然而，即使糖球錠是被製造商和藥品研究者研究最仔細的「藥物」，它卻是唯一最不被讚賞與認可的潛在治療處方。

我們的一位朋友曾經建議，如果我們想致富的話，可以把雞湯壓縮製成糖球狀，並以「安慰劑」之名上市販售，而且可以發布合法的科學性宣告，說它在治療大部分的不適症狀，從頭痛到勃起障礙，幾乎和許多昂貴的藥物一樣有效。

安慰劑效應和心因性健康，都是利用頭腦的療癒潛能的結果，這早是人類千百年來慣用的方式。而西方醫學刻意忽視安慰劑效應，在現實中，就無法研究這種現象何以能讓我們瞥見前額葉皮層的無窮潛力。

✣ ✣ ✣ ✣ ✣ ✣

## 大衛：癌症？什麼癌症？

作為一位熟練的神經科醫師，我對自己常被指控執行「非正統」的醫療而覺得饒富興味。因為我們診所的治療方案除了提供營養諮詢外，還結合了諸如肯定語

（affirmation）與靜心這類的療癒模式。弔詭的是這些做法或類似做法，在千百年前曾是醫療照護的一部分，因而被定義成是「正統的」。

在二〇〇七年底，有一位患者帶著非常嚴重的健康問題來找我看診。**馬文**是一位七十四歲的男性患者，他剛從一所頂尖的癌症治療機構中，得知被診斷出有侵略性胰臟癌，甚至已擴散至鄰近的淋巴結，還被告知妥善安排自己的後事。化療是個選項，但以他的年紀而言，成功率幾乎是零。癌症專家告訴馬文，就他的病況來說，現代醫學所能提供給類似他這種毀滅性疾病的醫療，在最好的狀況下，也只剩下六個月好活。

我明白受到衝擊的信念對身體健康會帶來多大的影響，於是我問他：「你真的相信這些事嗎？」他回答道：「當然不相信」——而這正是我所期待的回應。

所以我和工作團隊為他設計了一個用特定的營養補充品來提振免疫系統的療程。我也加入高劑量的DHA，來輔助他即將開始的肯定語與靜心練習；這兩種練習的焦點，簡單來說就是建立「我是健康的」這樣的思維。

不到一個禮拜，他原本羸弱的外觀不見了。更顯著的是在六週內，之前與胰臟和肝臟功能有關的異常血液指數也完全恢復正常。三個月後，他回到診斷出罹癌的那所著名的醫院回診，結果電腦斷層掃瞄攝影看不出有任何癌症的跡象。

我問他：「當他們看到你的檢查結果後說了些什麼？」

「呃，」他說：「他們似乎對搞懂我為自己做了些什麼不太感興趣，但他們的確說不管我做了什麼，都應該持續下去。」

大約兩年之後，我正在寫這本書時，馬文還是保持無癌症的狀態。當然，人們會辯駁說，這不過是一個自發性緩解的病例而已。但自發性緩解對此類型的癌症而言是極度罕見的，我相信任何癌症專家都會同意這點。我想關鍵的介入方式在於運用了神經營養素與薩滿靜心技巧雙管齊下的方案，結果使得他培育出與神的關係，讓他得以觸及灌注在所有造物之間的療癒能量。

✣ ✣ ✣ ✣ ✣ ✣

與安慰劑相反的暗傷劑（nocebo），是一個暗中為害的互補物。暗傷劑是一個無害的物質或惰性藥物，會因患者的負面期待、信念或心理狀態產生有害的後果——不論患者的身體狀態如何。

✣ ✣ ✣ ✣ ✣ ✣

## 阿貝托：詛咒是真的

我所看過暗傷劑效應中最戲劇性的例子，是發生在祕魯的亞馬遜叢林中，當時我碰見一位身體非常健康但被當地術士「下詛咒」的人。那時，我正在研究靠近馬拉尼翁河上游的薩滿療癒技巧，當這位患者進來尋求諮商時，治療師告訴他，他的噁心與頭痛都是因這詛咒而起的，他（治療師）也愛莫能助，此時最好回家去和家人一起準備後事，不到二十四小時這個人就死了。當時我問那位治療師為什麼不幫他，他回答我說那人冒犯了部落的禁忌，但其實他是被自己的恐懼殺死的。我緊接著再問，詛咒是否其實是在那人自己的頭腦中，而巫術並不是真的。「喔不，」他強調，「詛咒、巫術絕對是真的。」

我在地球另一端的亞馬遜河所學到的，和麥迪遜大道上的廣告業務員老早就明白的是同件事，那就是：頭腦可以被制訂成認為購買汽車會讓自己感覺再度年輕，而買禮服可應許我們揮別憂鬱的傷痛。它甚至還可被制訂成違反每一個經過千百萬年的演化而根深柢固的本能性生存機能。然而要棄絕身體的免疫系統是非常困難的，但是一個人的信念卻可被成功地用來殺害自己。那天始終縈繞在我腦海中的問題是：我們日常買來使用的藥品說明中，那一串的免責聲明與可能的副作用呢？它們可能以一種有害的方式，影響我們那易受到暗示的頭腦嗎？與其在肉體或頭腦上墮入暗傷劑的危害，我們如何能將自己編排成為活出生命、健康與喜悅的狀態呢？

自此，我終於明白為何醫師在建議患者使用安慰劑，或推薦他們運用一度被稱為「軟性治療」的方法，例如諮商、放鬆技巧或靜心時，往往是猶豫不決的。因為他們認為這些方法構成了偽醫學，並且擔憂用「欺騙」患者來療癒其身體的後果；即使由同樣這些醫師在執行那些醫學上被認可的療法，以及使用外科介入方式帶來了成功的結果，有大部分都是藉由安慰劑效應來提高或促成的。

總而言之，正因為明白我們頭腦的本事，我了解你、我與所有人都能夠有意識地使用這些本領來創造心因性健康。事實上，我們能夠有意識地療癒自己肉體與情緒的不適而無須訴諸於欺騙。要做到這樣，首先我們必須明瞭大腦如何運作，以及創傷如何傷害那些讓我們觸及這種能力的腦部區域。

✣ ✣ ✣ ✣ ✣ ✣

## 三位一體的大腦

在一九五〇年代中期，一位美國的神經科學家保羅・麥克萊恩（Paul D. MacLean），提出一種能幫忙解釋人類大腦如何演化的模型。麥克萊恩的模型以三位一體的大腦著稱，他描述進化賦予我們三種不同的神經電腦，個別有其智能，且對世界有其主觀的感受與時空感。麥克萊恩的模型對演化解剖學的學生而言，太過於概括性而不太有價值。但用作比喻幫助我們了解個別的個體對特定狀況的不同回應，卻是極有幫助的，端視我們當時用哪一種「腦」來回應。這就可解釋當我們聞到了狼的氣味，有的人會嗅出危險，然而有的人卻察覺到機會。

## 舊的大腦

最初的腦是爬蟲類的腦（reptilian brain），或稱 R 腦，在解剖構造上相當接近現今的爬蟲類動物。這部分的腦部區域，完全是本能性的而且只對生存感興趣。它調控大部分自律的機能，例如呼吸、心律與體溫，而且也包括了非戰即逃的反應。爬蟲類沒有擁抱這回事。這部分的腦區，就像冷血的蛇一般，不帶任何情緒。

第二個腦是邊緣系統，主要由杏仁體、下視丘與海馬組成，麥克萊恩形容這是關於本能與情緒的腦。邊緣系統也被稱為哺乳類的腦（mammalian brain），或稱M腦。正如其名，這是支配大部分哺乳動物的腦，大約是在恐龍挨餓滅絕的同時期開始興盛起來。因此，它意謂著在複雜的演化歷程中又更上了一個階梯。

在邊緣系統中，訊號是依照四種主要的程序被解碼，稱之為**四F**（Four F's）——恐懼（fear）、進食（feeding）、戰鬥（fighting），以及交配（fornicating）。M腦會將初次遇到的人想像成一個應該小心的個體，一位晚餐約會的對象，很有前途的商場夥伴，一位潛在的對手，或是一位可能的伴侶。這個腦也會依照文化環境的特定解讀將顏色作不同的想像，例如：紅色在美國代表「危險、停止」，但對中國人而言代表「好運」，對俄國人而言代表「最好的」與「美麗的」。

## 邊緣腦的解剖學

為了更明瞭邊緣腦或哺乳類的腦的功能，讓我們檢視其中進化出來以確保我們生存的構造。邊緣腦包括海馬形狀的海馬與杏仁狀的杏仁體，兩者皆透過情緒參與處理我們由周遭環境得來的訊息。如果遇到敵人埋伏，我們會驚怖並且戰鬥或逃跑；如果有一條蛇攻擊我們，我們會本能地跳開。

海馬位於顳葉近心側最深、最前方的部位，並且延伸入兩個大腦半球之中。十六世紀的義大利解剖學家朱利奧・凱撒・阿蘭齊（Julius Caesar Aranzi）發現它與海馬這種動物有異乎尋常的相像，就選了希臘文中的海馬（hippocampus）為這個部位命名。

早期的研究者，嘗試著把特別的功能歸因於特定的腦區，而他們認為海馬和嗅覺有關。無庸置疑地，這樣的信念因海馬的位置臨近嗅覺系統而更為堅定。即便後來的研究顯示，嗅覺並非海馬的主要功能，研究者仍持續探討氣味的記憶和海馬的功能之間的關係，注意到熟悉的氣味如何讓人回想起孩提時代。例如煎培根的一陣香氣，讓你憶起母親曾為你做的早餐。

如今更細膩的研究揭示，海馬主要作為中途站，而不是記憶儲存中心。它取得來自五官的訊息，然後將訊息分包出去。如果是感知到的威脅，就交給杏仁體處理。如果是其他種種的需求，就交由大腦皮層處理。

實際上，海馬的運作方式有點類似數位相機，同時能處裡靜態圖片與錄影。事實，就像相片，是可以用簡明的詞語來表述的一則資料。回想起事實被稱為陳述性記憶。事件，就像錄影，是更為複雜且同時涵蓋空間與時序關係兩者，這種心智的活動稱為情節記憶。

當海馬開始衰弱退化時，新的經驗多半不會被保存與記住，這是阿茲海默症（Alzheimer's disease）的特徵。進階的醫學影像技術像是MRI（磁共振造影）及PET（正子斷層掃描），現在可以看出海馬失去實質組織同時也失去功能的現象，而可作為這病症的早期指標。

稍後在本書的內容，你將會看到因為創傷與壓力引起的自由基與化學性損傷，會導致海馬失去功能。從根本上來說，一旦海馬開始失能，學校就關閉了，而所有的學習也將停擺。傳統智慧認為，經由更高層大腦中心處理訊息的能力將會變得遲緩，我們的情緒曲目也將減少，真正的感覺也會變得無法觸及。

然而，我們的使命就是挑戰這樣的範例，並示範給你看神經性退化是可以預防甚至逆轉的。敲響上課鈴吧，學校開學了。

杏仁體（amygdala），源自希臘文的杏仁（almond），支配所謂的非戰即逃反應，是我們面對真實或想像中的威脅時自主與即時的反應。基本上，它是大腦的恐懼中心，讓我們能夠不自覺地、本能地即刻回應危險的狀況。

## 新的大腦

麥克萊恩所辨認出的第三個腦是新腦皮質（neocortex），在高等哺乳動物中很發達，而且是人類能說、能寫以及進行高層次思考的原因。如果我們無須和任何在特定狀況下遇到的人進餐、誘惑他，與他爭鬥或畏懼他，視丘就把被邊緣腦所影響的關注、擔憂、興奮、喜悅的感官訊息轉發到新腦皮質，以便於深思以及行使恰當的行為。

新腦皮質以整體感的方式來處理訊號，將周遭的景象與聲音解譯成連貫的信息。透過新腦皮質，我們體認到所有人的價值，而會把像是任何有關他人是否對我們有用處，或是我能從他人那兒得到什麼，不管是用合法或非法的方式等思維擱在一旁。新腦皮質會提醒我們單純為了打聲招呼或祝福朋友而打電話給他們，而不是只有在我們請求幫忙時才這麼作。

在高層皮質區，無私的愛、理性與邏輯才得以發生。這個腦使得我們能建立新的理念，懷抱某種主張（譬如民主），同時可以了解數學、寫詩、編曲及藝術創作、夢想自由以及展望未來。

我們兩個較老的神經計算機，R腦及邊緣系統，主要從諸如「可致命的距離」這樣的角度來思考，另外還有：距離出生的村落多遠、童年住所的友善界限，以及個人的空間。它們根據空間界限來認可關係、血緣、氏族領土、種族鄰域和國家疆界。有這類的心錨深植於記憶之中，原始的腦可以輕易地區分出何處是「我的領域」，何處是「他人的土地」。這類的腦相信有好的圍籬才有好的鄰居，理解到「那些住在那邊的人」是「他人」及「不是我們這一掛的」。它們把人與地方結合在一起，對保障生存來說是有用的知識，但對全球社群這樣的概念而言，卻是受限的。想想看你多容易忘記一個人的名字，卻認得出他的臉孔。這種情況源自於原始腦所帶出的記憶與情緒，是為了分辨「不同道的壞傢伙」及「像我們這樣的好人」的能力而來。

相反地，新腦皮質與高階的功能有關，能夠以時間而不只是空間的方式思考：為冬季儲存食物，在乾季規畫灌溉渠道，以及預測春天時獸群可能的去處。它也會標記季節的更迭，以及有喜歡數學與音樂的傾向。這個腦能夠計畫與看出將來的行動與結果，在好與壞、對與錯之間做出選擇，以及抑制社交上的不當舉止與反應。新腦皮質能夠約束邊緣腦的四F，並與靜心和超越的經驗有關。

也許，新腦皮質的能力就是使我們明白活著的時間有限，因而害怕死亡，使得大多數人變得無法探索自己的潛能吧！邊緣腦也是以像小孩知道小貓咪與祖父母會死去，透過這種原始的方式讓我們了解死亡。不過邊緣腦卻不明白死亡也會發生在我們身上，而且不知何故地以為自己會對此免疫。如此就與正在發展中的大腦較傾向於冒險犯難的行為吻合，這類似於青少年常在喝過酒後載著一車朋友，在曲折的山路上風馳電掣，彷彿重力和離心力不適用於他們身上一般。

如果在年輕時，新腦皮質的天賦沒被喚醒，他們就會蟄伏到生命的較晚期，只有在不得已的情況下勉強被喚醒，直到大約四十歲，我們才成長到可接受青春不再的事實。舉例而言，正統猶太教教士被警告不要在四十歲以前研習猶太教的神祕文本，也許是因為四十歲成熟才會伴隨著理解經文的智慧。同樣地，壽險業務員也知道要賣保單給那些尚不覺得自己的時間會用盡、時時刻刻皆很珍惜的人幾乎是不可能的。直到四十歲左右，也就是不惑之年的階段，這些人才相信死亡會發生在他們身上。

## 進階的新腦皮質式的思維

共感（或通感）是一種能調和知覺的能力，也是新腦皮質的眾多本領之一。藝術家與音樂家都擁有這樣的特質，使得他們能夠把V看成像一群在遠處飛行的鵝，並想像牠們鼓動翅膀的聲音，然後把這些聽覺與視覺的元素編製成音樂或油畫。即使在通用的語言中，我們有時也會運用共感的或跨感官的符碼來創造並聯片語，例如一陣「痛苦的風」或一種「響亮的顏色」。

丹尼爾．譚美特（Daniel Tammet），一位英國的雨人天才，是一位能夠表現極驚人共感能力的人。比如說，他能夠背誦數學常數pi（圓周率）到小數點以下二萬二千五百一十四（22,514）位數，且把97除以13完全正確地算到超過小數點以下一百位數。在他的暢銷書《在藍日出生：一位雨人天才的非凡頭腦》中，譚美特敘述他是如何思考的。

他說當他表演數學計算時，例如37的4乘方，他可以算得比你按電子計算機更快。解答以豐富的像萬花筒般匯流的色彩、紋理、形狀、色調以及感受，在他腦海裡浮現。

譚美特被診斷出有高層功能的自閉症。在幼年時，當一連串的癲癇發作之後，他就發展出非凡的能力，好像大腦被重新連結一般，使得他能運用新腦皮質有限範圍的深度能力（一個深入但狹窄的切面）。丹尼爾的經驗和安地斯山的智者並無不同，後者聲稱被閃電擊中後，或在許多天的斷食與祈禱後，以及費勁的靈視探尋中，會出現心電感應或通靈的能力。

丹尼爾・譚美特的天賦並不僅限於數學，他同時也有在短時間內學會一種新語言的能力。他在一週內精通繁複困難的冰島語言——例如：一、二、三、四每個數字依其前後文的關係，各有十二個字來表示，而名詞與形容詞之間又有嚴格堅守的性別協議。這使得他在冰島電視節目中能完美地用本地母語進行訪談。

有些研究者爭辯說，這樣大的天賦必定付出極大的代價，他們說有將近百分之五十的雨人天才也是自閉症。這使得威斯康辛州的精神科醫師與研究者達羅・崔佛特（Darold Treffert）提出，雨人天才症候群的成因是在左腦半球，尤其是額區受損，使得右腦半球過度補償所造成的❷。

崔佛特博士的說法是上述原因，加上訊息從高階的額葉記憶轉移並處理成低階的程序記憶，使得像丹尼爾・譚美特這樣的人能如此輕易地精通數字和語言。

第三章

# 大腦和頭腦的演化

數千年前，我們的祖先面臨了一個類似今天我們所面對的神經學上的契機，一個方便演化過程往前躍進的契機。藉由喚醒新腦皮質，祖先們獲得了天生就鋪往喜悅、創造力與創意的嶄新大腦結構。

為了取得這樣的潛能，我們的祖先需要特別的營養素，來供給運轉這部神經計算機的燃料。一旦在他們的飲食中加入滋養大腦的食物，某些人（例如當時的先知）的天賦就會連上線，並開始創作偉大的藝術作品、發明可書寫的語言、建構文明，並為我們現代人類的經驗立下基礎。

在這段時間，薩滿的先祖們形容創世是一個我們彼此互相連結的生命之網。這是某種因陀羅之網（Indra's Net），在古印度神話中，把它描繪成是一個有無限相互交叉的線所組成的網絡，且在每個交叉點上都有一顆珍貴的珠寶，這些無盡的珠寶完美地映照著彼此。在這神祕的網絡之內，所有的存在是相互連繫的。我們所有的行動，不論有多麼輕微，都會影響其他存有。在這網絡之內，先知們與神對話，並闡述其意志；神祕主義者尋找萬靈丹，煉金術師嘗試把鉛轉變成金。智者們、神祕主義者與煉金術師，以及現在的先知共享這些令人關注的事。就如同我們此刻正在做的事一樣，他們問道：我們如何能過一種長壽而健康的生活，而不受令人身心俱疲的疾病與退化性腦疾的影響呢？如何把那令人受苦的沉重鉛塊，轉變成意識開明的金子呢？

在歷史的舞台上，對生命起源的形上學答案的追尋，在查爾斯•達爾文出版**物種源起**那一刻就消逝了。從那時起，眾所皆知的是，生命是持續不斷的生存掙扎，人類被適者生存這一嚴苛的叢林法則所主宰。

然而幸運的是，在數世紀以來的科學家對古老教導的排斥與漠視之後，各界的人們再度詢問有關人類意識的潛能與重要性，諸如這類神祕主義者的問題。演化是否也會偏袒智者的生存？

## 恐懼之道，智慧之道

人類意識的歷史因為較舊的意識「恐懼之道」，與較新的意識「愛之道」之間的爭戰而格外醒目。當較新的意識戰勝，我們就會發掘愛與慈悲之神，表現出宗教自由以及實踐寬容。而當較舊的意識支配時，我們就會傾向崇拜憤怒的神，祂會用瘟疫禍害敵人，並派出祂的選民掀起所謂的聖戰來確保祂的主導性。帶著舊的大腦，貪婪與不寬容就會獲勝。

以低層次的意識看待任何事，即使是自然的美麗與豐足，都可當作用來生財的有價商品。水，這一生命的重要元素，不再被當成水生生物的家園與可供運輸的自然資產，而是可被裝瓶販售的液體。另一個重要的元素——空氣，不再是用來呼吸與不可或缺的重要物質，而是可用來排放工業廢棄物的廣大空間。土壤不再是栽培食物的必需品，而是可被圍起擁有的財產，與農藥、工業以及家庭廢棄物所汙染的空地。山，不因它的雄偉被讚嘆，而是一個可以利用它開採礦產與寶石的處所。森林，不再是動物的棲地與靈修的所在，而是木板與支柱的好材料。甚至天外的太空也不再被視為星際探險的機會，而是一個丟棄太空垃圾與監視鄰國的場所。

當我們的思維被恐懼之道銬上時，就連人類都可被視為商品。舉例來說，在開發中國家，孩童被典當給血汗工廠作勞工。而在已開發國家，則被視為未來的一般雇員。年長的公民（至少在西方社會裡是如此）不再因他們的智慧而受尊重，而是被安置在「老人之家」，直到死亡最後把他們帶走為止。年齡介於兩者之間的人，依照進化論者的共識，要不是經常被訓練來參戰，就是被制約成若無法「出人頭地」就要「勢均力敵」，即使代價通常是得要犧牲別人。但也許對人類的價值最要不得的蔑視——以輿論導向的術語來說，就是所謂的「附帶損害」，這會讓我們對那些不巧在交戰區內無辜被殺的平民，無情地視而不見與粉飾太平。

不過，新而高層次的意識，能提供我們精微與大格局的思維能力——讓我們能從太空看地球並且明白，只有整個星球健康，我們才能有健康與福祉——我們發現不論是發展完善或逐漸形成的社會，為了解決紛爭以及強迫別人接受特定的價值，會一再地陷入不可避免的暴力循環之中。

正在進行的有關全球暖化的爭辯——到底此現象存不存在？如果存在，誰該負責？其成因與解決方式又是什麼？我們所處的世界是否已位於生態災難的邊緣？而許多人也開始了解，人類社會也已經站在意識非凡躍進的邊緣。

在前一章節，我們非常仔細地檢視大腦最初三個演化階段的特性：爬蟲腦或R腦、邊緣系統，以及新腦皮質。現在，為了能了解這一非凡的躍進，以及更好去創造手邊這個契機，我們需要更縝密地去觀察第四個腦——也就是前額葉皮質的發展。

## 前額葉皮質：證悟之鑰

人類的前額葉皮質位於大腦前方，承擔我們與未來的連結中極其重要的角色，也是我們的證悟之鑰，那些古老問題的解答。像是：如何能過長壽與健康的生活，不受令人疲弱的疾病與退化性腦疾的影響？我們如何把人類意識中沉重的鉛，轉變為開明意識的金呢？我們如何編程大腦以活出生命、健康與喜悅呢？**我們將如何進化？**

前額葉皮質與高層進階的大腦功能有關，諸如推理、發明字母與音樂、發明科學、從事有創意的思考等。即使前額葉皮質有許多功能仍是個謎，但我們知道它與設定個人的人生目標以及展現未來可能的願景有關，它也可能是我們的個性與感知自我發展的處所。

當大腦功能協同一致時，前額葉皮質就會完全甦醒，使得我們有能力發展非常高等形式的智商與創造力，同時又踏實而有效率地活在這個世上。我們明白自己是誰，以及和自己的村落與自身歷史的關係。我們能夠從源頭思考，知道是什麼阻止我們獲得更高層次的意識，而又是什麼能幫我們得到它。我們也知道如何生存與成長茁壯。

## 你運用的是那一種腦？

你的生命是否是一場生存的掙扎？你是否總是試著讓自己在財務上收支相抵？你是否過著月光族的生活？若是如此，那在你認知裝置的駕駛座上的就是爬蟲腦。

妳從一段艱辛的愛情關係中學到功課了嗎？妳的白馬王子是否在蜜月後就因酒癮問題變回青蛙了呢——就如妳前任的白馬王子一般？妳總是遇到喜歡糟蹋你的老闆與事業夥伴，而他們似乎一點也不感念妳的貢獻嗎？如果是這樣，那主控妳意識的是情緒性的哺乳類之腦。

你的理智橫阻在熱情與喜悅之前嗎？你是否總是用頭腦在分析事情？你是否未能傾聽自己的本能與直覺呢？你是否不相信任何未經科學驗證的事情呢？你和自己的感情是失聯的嗎？你是否也對旁人的情感渾然不覺，即使在你試著不要這樣子的時候？果真如此，那你就是被新腦皮質著魔般的邏輯面向給圍困住了。

或者你覺得自己虛浮不踏實，好像頭腦昇飄到了雲裡去？你可曾走進一個房間卻忘記自己要去那裡做什麼事？你是否對量子力學、抹大拉的瑪利亞的血脈，以及國際陰謀論的熟悉度超過對自己孩子的家庭作業與鄰居家發生的事？真是如此的話，那你的意識也許是受到前額葉皮質的控制。

如果你正經驗到以上任何一種腦主導的情況，那就是有部分的大腦和其他的部分行動不一致的現象與徵候。在那片刻，位於背景的腦區只讓另一部分支配，並只表現出它局限性的特徵。

事實上，要體驗大腦協同作用，注意到自己的財務狀況和關係是必要的；邏輯性的思考與異想天開的夢都是好的，而且維持所有這些心智活動彼此之間的平衡也是至關重要的。

## 喚醒新的大腦

在十七世紀時，英國國教阿瑪區大主教與全愛爾蘭首席主教詹姆斯・厄舍爾（James Ussher）出版了一篇論文，確定上帝創世的日期：儒略曆西元前四〇〇四年十月二十三日，週日之前那個傍晚。雖然他的年表是依照創世紀章節裡記載的宗法與宗族為之，從科學的角度來看是不準確的，但大主教並非全然是錯的。今日，我們摒斥這位好心大主教的聲明，視之為天馬行空的宗教奇想。然而，他的確估計出前額葉皮質的能力可為大多數人所用的日期。這也大約是文明的曙光，書寫發明的時期。

但是，這種自我覺察並不會在一覺醒來就發生；反之，則是耗費了無盡的世代，才使得前額葉皮質的功能，進展到我們足以保證它與大腦較老的部分有線路連接。實證上，化石證據顯示腦內這部分最早的轉換，可回溯到二百五十萬年前，在上新世（Pliocene epoch）一種被稱為南方古猿（Australopithecus africanus）的原始人生活的時期。南方古猿屬巨猿家族的一員，人類也包括在內，他們擴大的頭蓋骨比其鄰近的祖先更像現代人。

這代表活在二萬年前更新世（Pleistocene epoch）時期的獵人，與阿爾塔米拉

（Altamira）洞窟的藝術家，都和我們擁有一樣的大腦構造。但他們之中大部分的族群成員，缺乏足以讓他們能夠經驗藝術創作與科學發現的營養支持以及身心訓練。這也是為何只有少數孤立的個體，其前額葉皮質潛能被喚醒的原因。的確，那些有天賦的人會在洞窟深處舉行祕密儀式，並靈巧地創作其藝術代表作。

在上一次的冰河時期末了，約莫一萬年前，當豐富且補腦的食物供給較易取得時，前額葉皮質的能力便開始被喚起。而在新石器時代後期，大約是七千年前開始，我們的祖先開始有了園藝，終止了跟隨流浪的獸群以獲取食物的需求。他們馴養家畜，播種穀類作物並把它們磨成穀麥片。他們也發展了對科學的好奇、探索，甚至是喜愛。他們想到越洋旅行，例如：密克羅尼西亞人的領航員建造獨木舟，在開放的海洋中航行數百哩，僅靠星辰作為導航的參考，就能抵達從出發處完全看不到的島嶼。大約在這個時期的歷史上，地球上許多地理區域並不相連的社會，也都逐漸有書寫文字與城邦的出現。

在那時，西亞的肥沃月彎出現的文明，與現今位於巴基斯坦境內的古城 Mohenjo-Daro，寬闊的城市如雨後春筍般，沿著辯才女神河（Sarasvati River）的河岸增加。政治與宗教領袖的主食來自喜馬拉雅河流域與地中海，這些魚和軟體動物富含 DHA（二十二碳六烯酸）這種現代人飲食中愈來愈缺乏的大腦食物。DHA 供給了神經營養的提振力，使得先前預設的前額葉皮質的軟體可以連線。或許有可能因為富含DHA的飲食所帶來的好處，解釋了大師──拿撒勒人的耶穌──為何選擇單純的漁夫來作為有足夠的智慧成為他使徒的候選人。他說：「得人如得魚。」

然而，縱使那時前額葉的軟體已先預設於所有人之中，大家雖有能力運用這個腦的智慧，卻依舊在新舊兩種思維之間掙扎。

## 舊思維與新思維

要真正明白人頭腦內的爭端，讓我們來比較新的、高等的腦──前額葉皮質的力量與舊的大腦的實力。這種比較類似在本章稍早介紹的「恐懼之道」與「智慧之道」。那時是從「軟體」的觀點來探索恐懼與愛，也就是源自我們信念系統的情感。此刻我們要從「硬體」的觀點來檢視恐懼與愛，亦即處理這些情感的實質大腦。

舊的大腦認為，世界是恐怖的地方，充滿了爭取同樣貧乏資源的對手。對這個腦來說，最重要的是生存，而且它隨時準備好要戰鬥或逃跑。試想這舊的腦在哺乳類動物中發展出來時，正當跺著腳的巨大恐龍隨處漫遊的時代，難怪生存的機制，會如此根深柢固地深植在我們毛茸茸的小祖宗身上。

人類舊的大腦，產生了神靈世界，充滿到處需索祭品的兇暴神祇。現實世界則是這些看不見的力量的掠奪場，而祂們需要被安撫。在許多神話中，地球一度由為數眾多且力大無窮的泰坦神與巨人族盤踞著，而祂們必須被打敗。舉例來說，古希臘確認有十二個泰坦神在傳奇的黃金時代統治整個地球。在英王詹姆斯一世欽定版聖經中，上帝告訴摩西：「先前，有巨人住在那裡，民數眾多，身材高大[1]。」而在希臘神話，泰坦神是一族古老的神祇，被奧林帕斯山眾神在泰坦之戰中趕到地底的黑暗深淵。

對於大自然的現象，我們舊的大腦會尋求魔法或宗教上的解釋，不管是山脈的形成，河流蜿蜒流動的路徑，或暴風雨都是如此。印加人的傳說中提到，有四個最初的人，可以赤手空拳地搬動山，以及構築河流的水道。天空之主宙斯，也定期地揮起閃電在大地上肆虐。

有著這樣神祕的先例，舊的大腦理直氣壯地宣稱「我的神比你的神強大」，而且相信只有那些「在我們的信仰之中」的選民能夠得到救贖。任何異教徒或異端信仰，注定要在死後經驗地獄的折磨。

然而，新的大腦明白，我們可以不用一直活在持續不斷的脅迫之中，也了解我們不是在一個充滿敵意以及飽受死亡威脅的世界中掙扎求生，而是了解萬物相繫，人我一體。我們可以藉由「連左臉也轉過來由他打」與「愛鄰如己」來實踐慈悲。肉體的「死亡」只不過是回到天國的機會而已，而這也是三大一神教：猶太教、伊斯蘭教與基督教的信仰核心。

但即使是這樣的思維，也是要有清楚的意識才能去選擇的選項。起初，只有那些住在寺院社區或參與宗教組織的人，才能獲得智慧之道的見識。而同時，在大多數民眾的陳舊思維中，仍持續存在著恐懼之道的風暴，並在其中追逐財富，且將貪婪合理化。而較新、較高等的思維，則召喚出愛之道。這兩種看起來相反的呼召，困擾人類已有千年之久——現在也將持續如此。除非我們能開啟前額葉皮質內在真正有益的神經編程，否則這兩者的差距將無法解決。很明顯地，植基於較進化之大腦的推理能力，並不足以使我們免於受苦或給我們機會，去創造一個較適合人居住、平和與永續的世界。說真的，如果理智曾經戰勝激情，人類的故事就不會如此血跡斑斑了。

在歷史上的這一刻，我們的種族極需由前額葉皮質所提供的下一個大契機。它將使我們能夠採納古老生命之網的概念——亦即所有的造物，甚至無生命的物質，都是這彼此相繫之訊息能量場的一部分。而要經驗啟蒙，以及學習與這廣大無邊的網絡互動，我們必須開始療癒「前額葉皮質」這一身體的重要部位，讓我們得以夢想著新的世界應運而生。

第四章

# 粒腺體與母性生命力

將前額葉皮質的能力錯綜複雜地連結在一起，使它完全在線（online）的角色是粒腺體（mitochondria）——細胞內的發電廠，也是薩滿談到的母性生命力。粒腺體是基因樂團的指揮，調節每個細胞的老化、分裂與死亡。它們揮舞著指揮棒，指揮我們體內的每個細胞該打開或關上哪個基因，也供給建構新的神經網絡所需的燃料。所有身體內粒腺體的 DNA 只源自於母系的血統，也就是說，支持你生命的能量來源，只源起於家族樹中的女性——母系血統。

## 細胞內的電源

粒腺體於一八九〇年被一位德國病理學家理察・奧特曼（Richard Altmann）首先發現。透過顯微鏡觀察這微小的細胞內粒子，看起來就像一顆細小線狀的穀粒。因此粒腺體這個名字源於希臘文意指「線狀體」的 mitos，以及意指「穀粒」的 chondrin。然而，直到一九四九年，粒腺體扮演細胞內能源生產者的角色，才被兩位生化學家完全闡明，他們是哈佛大學醫學院的尤金・甘迺迪（Eugene Kennedy）與威斯康辛大學麥迪遜分校的亞伯特・列寧格爾（Albert Lehninger）。

粒腺體以碳水化合物為燃料，轉變成支持生命的能量，並產生水與二氧化碳兩個副產物，這個過程稱為**氧化代謝**。會被如此命名是因為代謝過程中會消耗氧氣，就像火會耗氧一般（實例：滅火是藉著封閉火源來剝奪並消耗氧氣）。

但粒腺體不像火一樣，只是用無法控制的反應釋放能量。它的能量或說生命力，是存放在化學「電池」裡的，這一獨特的分子叫做腺核苷三磷酸（ATP）。富含能量的ATP能被運送到細胞各處，在有特定酵素的存在下，可按照需要釋放能量❶。

粒腺體除了製造燃料外，也創造出和氧氣有關的副產品：活性氧，也稱之為「自由基」（free radicals）[2]。

## 自由基的角色

這些自由基在人體生理上有個重要且積極的功能，就是在調節細胞凋亡（apoptosis，細胞本身啟動的自毀過程）中扮演關鍵性的角色。細胞凋亡是因指示細胞自毀的基因開關被開啟所引發的，將細胞的死亡看成正面的事件也許令人困惑，然而細胞凋亡，實際上是使大型生命體能夠成長或療癒的重要功能。

一直到最近，科學家幾乎都同意所有細胞的功能（包含細胞凋亡），都是由細胞核來指示的典範。但正如尼克・藍恩（Nick Lane）在他那本引人注目的書《力量、性別、自殺》中所闡明的：「有無異於一場革命的關鍵改變，顛覆了初期的典範。那就是細胞核是細胞的營運中心，且掌控它的命運。在許多方面上這當然是事實，但在細胞凋亡的案例中卻非如此。比較不尋常的是沒有細胞核的細胞，仍然能進行細胞凋亡。而較為徹底的發現是，粒腺體掌管了細胞的命運：它們決定哪個細胞該活或是死亡[3]。」於是，我們絕不只能單純地把粒腺體視為將燃料轉變成能源相關的胞器而已。它們揮舞著達摩克利斯之劍（Sword of Damocles，編注：比喻在安逸的表象背後，所潛藏的危險），是細胞禍福相倚的掌管者。

希波克拉提斯（Hippocrates）是首先運用**細胞凋亡**這個術語的人，原文字面上的意思是「葉子由樹上掉落」。然而，細胞凋亡在當時的科學界並不受到青睞。直到病理學家阿拉斯泰爾・柯里（Alastair R. Currie），發表了一篇描述細胞自我毀滅此一生物學基礎現象的論文❹，之後的研究者皆採用**細胞凋亡**來描述身體為了達到更大的目的，而有意地清除細胞的過程。

這個過程甚至在胎兒於子宮內就開始進行了。舉個例子來說，在胚胎發育的過程中，人的手部起初就像是青蛙帶蹼的附肢一般，但這部分細胞的死亡轉變了這些四肢，使得它們能呈現個別的指頭，並進一步細緻地特化成整隻手。

再者，出生之後，「細胞凋亡」使得身體每天能夠持續地去除多至百億個細胞，以便新而較健康的細胞有足夠的空間成長，被排除的則包括大量的癌細胞。多數時候，當這些病態細胞產生時，粒腺體會傳送給這類細胞死亡而非複製的信號。這是粒腺體的一個非常重要的功能，因為這些逃逸的癌細胞並不知道自己必須進行細胞凋亡，如果沒有粒腺體的信息，它們將會持續增生與失控，直到危及宿主——也就是你。

## 關於自由基與細胞死亡的問題

如前所述，細胞自毀一般而言是正面的，而當粒腺體的功能受損且發出讓正常細胞死亡的訊息時，就變成負面的狀況了。事實上，這正是粒腺體機能上引發大腦細胞的破壞，而導致所有主要的退化性腦疾的根本瑕疵所在。舉幾個例子來說，這些疾病包括阿茲海默症、多發性硬化症、帕金森氏症與盧伽雷氏症（肌萎縮性脊髓側索硬化症）等。然而大腦細胞的凋亡並不僅限於這些疾病，這過程在你我的人生中隨處可見，並且與大腦機能的普遍性衰退有關，即使過程本身並不能被歸類為某些疾病。

這現象的催化劑——或者說是罪魁禍首——就是自由基。自由基是引起組織氧化損傷的化學物質。本質上，它們會對蛋白質、脂肪甚至是DNA造成損傷，就像把一塊鐵暴露於空氣中會生鏽一般。事實上，自由基對組織造成的損傷，被認為是老化過程的根本因素。這個論述是由衰老生物學家德納姆・哈曼（Denham Harman）率先提出，他後來成為加州大學柏克萊分校唐納醫學物理實驗室的副研究員，他在一九五六年發表最常被引用的那篇論文，如今被公認是里程碑式的著作[5]。

哈曼博士也指出，自由基會被抗氧化劑「抑制」，也因此立下了解服用抗氧化劑的正面作用的基礎，這一點在本書稍後將會提到。

## 粒腺體的DNA

粒腺體不僅是能源的工廠以及活性氧的來源而已，它還扮演了更有趣的角色。事實上，粒腺體有許多特性，使得它可以和細胞的其他組織結構區分出來。舉例來說，粒腺體擁有自己的DNA（稱為粒腺體DNA，mt-DNA），和廣為人知與常被研究的細胞核內的DNA（稱為核DNA，n-DNA），兩者可被明顯地區隔出來。

細胞核內含有恰好兩副自身的DNA，粒腺體則含有兩副到十副不等的DNA。有趣的是，粒腺體DNA是排列成環狀的，這一點不像n-DNA，反而比較像是在細菌內可看見的構型。除了DNA形狀的相似性外，粒腺體和細菌兩者皆缺少環繞在遺傳密碼外，保護它不受自由基傷害的蛋白質。相反地，n-DNA則包藏在叫作組蛋白的保護性蛋白質之中，該蛋白也會調節n-DNA的機能。

這些相似性使得生物學家琳恩・馬古利斯（Lynn Margulis）提出一個粒腺體起源的

新理論[6]。她假定粒腺體是在千百萬年前由需氧菌演化而來的，並逐漸與厭氧菌形成了「內共生」的關係。也就是說，它開始生存於其他生物的體內，這樣的共生關係使得厭氧生物能生存在高度含氧的環境中。時間久了以後，粒腺體承擔了生產能源、細胞內的訊息發送、細胞凋亡的調節，也許還包含與生物圈的溝通等這些主要的功能。人類的粒腺體DNA只有三十七個基因，而n-DNA則有上千個。可能是經過許久之後，n-DNA擔負了許多粒腺體的功能，而使得其它胞器能特化出建構蛋白質、去除廢棄物，以及繁殖等特定功能。

最後，一個細菌吞噬了另外一個，結果使得這些原本獨立的生物現今生活在你每個細胞之內。也因為粒腺體扮演能量代謝的角色，我們亦可預期在代謝活動較旺盛的組織中，其構成細胞內有較多量的粒腺體。的確，在大腦的個別細胞、骨骼肌、心臟、腎臟和肝臟細胞內，皆可能含有上千個粒腺體，而在有些細胞中甚至占了高達百分之四十的細胞質含量。根據米蘭大學的教授恩佐・尼索利（Enzo Nisoli）的說法，一位成人體內擁有超過千萬億個粒腺體，約占體重百分之十的組成。

因此，細胞核DNA的主要功能是提供細胞必要的訊息，使得它們可以製造不同的蛋白質來控制代謝作用、修復以及維持身體的結構完整；粒腺體DNA則控制**生命**

能量的生產與運用。整體上來看，這決定了身體內每個細胞、組織與器官的命運和個體存有的能量命運。

✣ ✣ ✣ ✣ ✣ ✣

## 大衛：能源危機

當我在診察室的椅子上安頓好，我問道：「蘇珊，妳想要從哪裡開始呢？」蘇珊在陪她從數百哩外的家鄉一起來的母親的注視下，開始說道：「我跟你說，我可是有一卡車的問題。」

「那敢情好，因為我是一位『全部包辦』的醫師。」我回答道，希望能讓她心情輕鬆一些。

蘇珊的問題早在四年多以前就開始了。那時她剛好年過四十，她敘述在生病之前的生活是生動而充實的。事實上她是位小有成就的運動員，同時有全職的工作，並和先生養育兩個年幼的孩子。

後來在那年夏天，她的身體突然很不舒服，幾乎有大半個星期都無法工作。她以為自己是「重感冒」，這毛病伴隨著可高達攝氏39度的發燒，但它又不太像是尋常的感冒。因為在高燒與其他像是咳嗽、腹瀉等症狀消失後，她仍持續感覺倦怠，甚至在數週之後依然如此。

她接著說：「我再也受不了了，我整個人就是動不了了。」

在她等著事情過去一個月之後，想要回到之前活力充沛的生活似乎變得遙不可及。於是，她去看了婦產科醫師，這是一位她唯一與之有專業關係的醫師。血液檢查顯示有服用口服抗生素之必要，她雖然百般不願意，但仍有信心地服用了兩個星期，可是健康狀況依然未見好轉。

我問她：「妳能再更確切地描述一下在那當下的感受嗎？」

她繼續說著不同的症狀，從「頭昏腦脹」講到「疲倦」。她訴苦道：「我可以連睡十個小時，但起床後仍感到疲累。」緊接著，她說肌肉有一種瀰漫性的疼痛，而關節內同時也感受到痛，雖然程度上比較小一些。

和大多數人常碰到的一樣，蘇珊開始了四處求醫的旅程，每個醫師都做了一系列昂貴的醫學檢驗。然而這些檢驗都找不到什麼有助病情的結果。她不只一次被告知可以考慮去看精神科醫師，因為所有的理學檢驗都找不出什麼明確的解釋。

她母親告訴我說：「他們所做的，只是一再地開抗生素和類固醇給她服用，然後告訴她是過度壓抑的關係。」她母親臉上的沮喪感和她女兒差可比擬。

大約在蘇珊來找我之前十八個月，她曾看了一位在隔壁州執業的醫師，他的專長是萊姆病。經過了仔細的血液學檢查之後，這位專家確認蘇珊是患了慢性的萊姆病，並提供蘇珊幫她再度回復健康的積極性抗生素療方。

蘇珊講述說：「那對我來說是一絲希望的曙光。」

接下來的六週，她一開始確實地服用兩種強力的口服抗生素，在她的狀況沒有顯著進展後，醫師改用靜脈注射的抗生素，並在她的胸腔內放了靜脈導管以便施打。接下來整整四個月，每週七天持續靜脈灌注抗生素，但一點用處也沒有。另外數回的不同口服抗生素也試著施用了，但似乎怎麼樣也幫不上忙。

那個時候，當蘇珊來到我們位於佛羅里達州那不勒斯市的中心來求診時，很明顯地她已經走到了窮途末路。她因身心交瘁，生命無望，語氣裡透著絕望。她也因倦怠、身體的疼痛，以及在年初才開始有的敏感症狀而不堪負荷。這個新症狀是對某些化學物質極度敏感，只要和身上有香水或刮鬍露氣味的人擦身而過，就足以引起令人衰弱的頭痛甚至眩暈。

那時，我們審查了她其他的病史，除了這些年來的一些微恙之外，並沒有什麼有意義的線索蹦現出來，讓我們能推測引起這一嚴重病況的原因。家族病史裡也找不出任何具啟示性的資訊。她的母親也確認說在蘇珊發病之前是健健康康的，且和先生與小孩都有美好的關係。

標準的理學檢查只提供一點見解，只有血壓稍微低了一些。神經學的檢查（對神經系統的功能做較深入評估的檢查）也沒發現什麼異常。接著我檢查了她的脈搏，就像我執業多年來都會做的那樣。但我是以阿育吠陀的觀點來看，並不像一般標準的方式，計數脈拍和檢查韻律是否正常。

我在多年前曾接受阿育吠陀醫學的訓練。這是古印度的傳統醫學，出現在吠陀時期。阿育吠陀這個字是從梵文 ayus 衍生而來，原意是「壽命」，而吠陀代表「科學」或「知識」。我並不認為自己真的是一位阿育吠陀醫學的醫生，儘管如此，脈診的訓練讓我看病人很順利，在沒有其他明顯線索時，常能提供診斷的依據。

蘇珊的脈象也的確講了一個故事。阿育吠陀的脈診提供了關於三種**體液**（doshas）或能量的信息——瓦塔（風）、皮塔（膽）以及卡法（黏液）——對應到風或氣、火與地的能量。我從蘇珊的脈象中，感受到像一陣寒風吹過一棵光禿禿的樹，樹梢沒有葉子可以擷取與留住這股能量。基本上，感覺起來似乎是她與吹過她以及圍繞她的能量「失聯」。

我離開診察室並開始審視她先前的醫療報告與實驗診斷的數據——它們真的是很全面廣泛的檢查。而令人感興趣的是，除了有極輕微的貧血之外，她的報告中沒有可用來解釋其病狀的證據。即使是萊姆病的血液檢查，在她施用抗生素前、施用中與療程結束之後反覆做了數次，結果也都完全正常。蘇珊和她母親也帶來磁共振掃描（MRI）的造影報告，我們再次一起檢視，看起來完全沒事。

我回到診察室，檢查蘇珊所帶來並一字排開在診療桌上的數種營養補充品。顯而易見地，在她四處求醫的旅程中，也看了不少補充醫學的醫生，而他們也似乎提供了最好的建議，希望幫她重新站起來。

我說：「在我們仔細檢查妳的補充品之前，讓我先分享我的想法。」

一開始，我先給蘇珊和她的母親關於其醫療紀錄的一段總評，包括告訴她們萊姆病系列組合檢驗是正常的。很顯然地，她們感到相當驚訝；接著我討論磁共振掃描，以及其他醫師提供的報告，然後我坐回位子並開始解釋我對她為什麼會如此失能的想法。

我說：「我不能給妳一個病名，但這並不代表我無法幫助妳。」

我告訴蘇珊，總結來說，影響她健康的課題是集中在能量上。我解釋粒腺體如何提供能量給身體，但不曉得是什麼原因，也許在最初嚴重的病毒感染之後，她的粒腺體就是無法全功能運作。

我接著說：「但是，有另外一種能量也必須考慮進去。」我解釋那圍繞在每個人周圍的能量是鮮活的，而且與充斥在宇宙之間的能量是彼此互動與分享的。我審慎地端詳她的臉，想知道這段討論是否會讓她或是她的母親感到不自在，但蘇珊明白似地點點頭。更好的消息是，她的母親也帶著微笑表示贊同。

我們接著逐一檢視她那些形形色色的營養補充品，我選了可以幫助改善粒腺體功能的部分，同時也把椰子油和DHA（一種omega-3的油脂）加進食療處方中。我解釋道：「我們得讓妳的粒腺體重返線上。」

之後我進一步說明有關「運用」環繞在我們所有人周圍的能量的想法，並示範了一種簡明的靜心技巧，要求她每天要做兩次。

我評估並不需要再做廣泛的血液學檢驗，因為她所提供的已經夠詳盡了。但我們的確做了一個簡單的血液檢查，一個在任何標準的檢驗室都有的脂質過氧化物的評估，它可以評定粒腺體的功能。三週後才收到的檢查報告中所顯示的——非常不正常的狀態——確認了我們是走對路的。

在經過初期的評估之後，我們開立了一系列投予穀胱甘肽（glutathione）的靜脈注射（它是一種能增進粒腺體機能與排毒程序的自然化合物），並且和口服補充品結合使用。除此之外，我也安排了高壓氧治療，一種讓蘇珊坐在透明的壓克力艙內充滿加壓氧氣的治療。這和提供給潛水夫因太快從海底上升到海面而得到的減壓病所採取的治療是一樣的。

結合營養補充品、穀胱甘肽以及高壓氧，為重建蘇珊體內粒腺體的健康與機能創造了全面的方案（我們在本書稍後將會談論個別的細節）。

在蘇珊接受這些療法的那週，我檢查她的狀況與進展，並在其後一週回診。雖然僅僅一週，但她整個人完全改觀。

真正的證據並不在於蘇珊看起來如何，而是表現在她母親的臉上。這麼多年來，我從雙親對生病小孩的關心之情學到許多，不論孩子的年紀是五或五十歲。很明顯地，從蘇珊的母親臉上，終於可以看見長久以來，母女倆一起走過陰霾後豁然開朗的曙光。而她所流下的眼淚，是終於釋懷的淚水。

「我們將在妳的方案中再加入一兩件事。」我說著，一邊建議她做一些輕量的日常運動。

蘇珊散發著光芒並熱切地同意。她說：「真不敢相信，我要再度開始運動了。」除了靜心練習之外，我們也開始併入肯定語的練習。蘇珊重複「我是健康的」、「我是環繞浸潤在我四周存有的一部分」這類的詞組，一天數次。

在她的方案中，另一個新的方向就是每三週做一天的斷食。即便當我起初向她提出這件事時，她看起來有些困惑。但我向她解釋在現今的科學，已經驗證了斷食對粒腺體機能的效果。再者，斷食在世界上幾乎每一個宗教也都行之有年且有豐碩的成果。

在進行這個方案兩週之後，蘇珊一天已經可以行走四十五分鐘，而且腦筋已經清明到可以寫日記記錄她每天的活動與思緒。而且更顯著的是，她再也不會對化學物質過敏了。

她回到家鄉，並且安排每週三次接受穀胱甘肽的注射。一開始是在她的主治醫師的診所，後來就由居家護士施打。她繼續這一個營養補充的方案，並且每三週斷食一次，就如同我們先前討論的一樣。靜心與自我肯定已成了她每天生活中規律的一部分，而且她很開心的告訴我「甚至連我先生也一起做呢！」

自從她離開我們診所三週後，我們透過電話諮商，她報告說已經能夠和丈夫與兩個孩子一同騎單車了。她再也不曾感到肌肉痠痛，而且頭痛及對化學物的敏感也消失了。我建議她在接下來那個月，將穀胱甘肽的施打劑量減少到每週一次。

在一個月之後的電話追蹤中，蘇珊報告說她一切安好，她繼續方案中的所有療癒方式，並且有了一份兼職的工作。在那時，我們停止了靜脈注射的穀胱甘肽，並且約好了數個月之後的會談。

然而，我們下一次的聯絡比預計的時間早了些。那是當我們診所接到蘇珊和她的家人寄來的一張聖誕賀卡時，裡頭附了一張合照。相片中的她健康、容光煥發，並且與先生和兩個孩子和樂融融。

第五章

# 神經網絡與頭腦的習性

神經網絡，是由數百萬個互相連結的神經元所建立的獨特模式。個別的神經元，像樹的分枝一般延伸出神經纖維，接觸其他的神經元。它們建立的連繫，能夠在一個極為錯綜複雜的網路中，透過許多途徑導引信息的流量。經由神經通路結合形成的網絡，使特定模式的思維、行動與反應得以發生。換句話說，你大腦內的神經網絡，是由一個神經細胞的團隊所組成的。它們知道要一起放電，隨後並連接在一起，來執行特定且可複製的功能。因為有這樣的網絡，你才能夠完成像嚼口香糖、彈響你的指頭，或記得「嘿，裘德」的歌詞。

## 基礎神經網絡的建立

為了生存起見，一個小孩必須發展出應付潛在威脅狀況的本能感覺。這也是為什麼在生命的早年，我們會發展出對某些事件或經驗的嫌惡與恐懼。因為不論對或錯，它們都讓我們意識到是有危險的。這種厭惡感有大部分，是我們還在娘胎裡就發展出來的。如洪水般的壓力荷爾蒙跨過胎盤屏障，把母親當時的感受與心情毫無保留地告訴胎兒。當媽媽高興時，胎兒也是快樂的。如果媽媽感受到安全與被愛，這樣的信息會被胎兒記住，他也會感受到安全與被呵護。如果母親考慮中止懷孕，胎兒大腦中的神經網絡會烙上恐懼的代碼，因為他本能地意識到自己的生命是處在危險之中。

在這一個產前成形的時期，我們的邊緣腦中，有大部分比例的神經通路是發展完成的。這從而影響我們觀看與感受這個世界的方式，也決定了我們的個性。這些成見在後來，又會被我們從雙親那裡學來的行為準則與情緒曲目所強化。

一直到七歲左右，人類的大腦就像一片沃土，起初從母親的胎盤，然後是從許多出生後的外在影響，大量地吸收資訊。比如說，像是父母親帶著愛意的撫觸、家庭的歡笑聲，都會滋養嬰兒的大腦，帶來正面的經驗。其他經驗，包含處在這個母親溫暖濕潤的子宮之外的世界，或是吸入體內的第一口氣，去感受某種改變進入身體，如果不覺得危險的話。

在生命的早年期間，小孩的腦就像是一個設定在持續錄音的數位錄音機。或者用腦波儀來測量，從剛出生到兩歲的小孩腦波頻率是在$\delta$波的範圍之內，也正是睡眠中的成人的腦波。而從兩歲到六歲的小孩腦波頻率在$\theta$波的範圍內，也是成年人在想像、遐想狀態或作夢時的腦波。只有進入青少年時期，小孩的腦波才會成為功能齊全的成人狀態，在$\alpha$波或$\beta$波等較高的頻率範圍運作。換句話說，七歲以下的小孩，基本上是活在催眠恍惚或夢境狀態下，這使得大腦內的數位錄音機可以收集資訊——以及形成合乎兒童環境，而不受新腦皮質的理性與邏輯過濾或干擾的神經通路。

然後，在七到十六歲之間，恰恰相反的事發生了。我們走出錄音模式，而開始以刪除與抹去的模式播放。在青春期那些年間，我們的大腦消除了大約百分之八十的神經元之間的交互連結，這個過程被稱為突觸修剪（synaptic pruning）。

為什麼呢？因為我們已經了解周遭環境中發生了什麼事，我們對於該信任誰、不該信任誰，以及誰提供食物與摟抱，誰施以疼痛與懲罰已頗有主意了。所以，我們不再需要從所有可能的來源收集資料，探究行為的選項，以及尋找經驗世界的替代方式了。

在青春期尾聲後不久，我們已受傳統束縛，有「事情總是如此」這般的定見，而且被「不管周遭世界如何改變，一切都將保持不變」的信念所盤踞。我們的世界觀已確立——不是在石頭上，而是在大腦的神經網絡裡。而當這些神經網絡以電流化學的方式溝通時，我們會以情緒經驗它們。

## 情緒的苛政

關於情緒的討論，有許多的思想學派，但都沒有一個普遍接受的理論或分類。有些生物學家提到一組情緒，可能是本能的，而且是由杏仁體（與處理情緒反應的記憶有關）產生的。而另一種是由前額葉皮質產生的，而且是有意識與認知經驗的。為了這本書的緣故，我們將會使用這些敘述。

認知的情緒是自覺的、原初的，且在當下的。在生命的不同時期感到快樂、憤怒或悲傷，對我們來說是自然的，通常沒有任何理由。再怎麼多的正向思考，也不能阻止我們偶爾有之的不悅情緒。幸運的是，這些情緒不會持續很久，即使你可能終生對某人都有某種情緒，但這些認知的情緒並不會難以承受，也不會占據你覺察的空間，回憶起它們只會讓你有稍縱即逝的感受。想起心愛的人，也許你會感受到一陣暖意；童年的心上人讓你體會到柔情，校園的霸凌使你感到害怕。這類的情緒都和它們相關的狀況有關係，而且是合情理、講得通的。

本能的情緒是有害的，當你在某個爭論中感到懊惱，而且在爭吵過後還持續很久，那是你正在經驗本能性情緒的確切徵象。在克服這類情緒的過程中，你規避這類情緒卻渾然不知為什麼？你的配偶問你，為什麼對服務生這麼粗暴無禮，你卻不記得自己是這樣子；有人攔住你請教問題，你卻沒來由氣沖沖地回答他。當高層的大腦功能試圖仲裁時，卻反而被接管。你發現自己殘酷地企圖說服自己是對的，而其他人是錯的，即便在事發多年之後依然如此。這導致拒絕去諒解，以致於每次回想起這段令人憤怒的插曲時，你的腎上腺素就導入神經系統和身體，一遍又一遍地重溫當年的情境，彷彿它又再次發生一般，而且盤算著不同的回應方式。只有在遇到困境——極端的困境——時，你的神經系統才會平息下來。

本能的情緒，是由古老的生存本能所產生的——通常伴隨著創傷的記憶一起連接到我們的大腦。恐懼、悲傷、羨慕和憤怒這些有害情緒，有時是激切的，有時是猛烈的，而且總是使人乾枯，讓人永遠無法經驗當下的片刻。事實上，我們可以把它當成銘刻在人體內在基本結構上的創傷，所引發的情感噴發。這些情緒重提童年的舊事，並重疊在當前時刻，使得我們無法經驗當下道地的情感。每個你遇到的人，都讓你回想起從前認識的某人。而每一個新的局面，都有似曾相識的感覺。本能性的情緒，就好比古老的病毒程式，接管了大腦的主機並影響你的判斷，而且它們是真實靈性經驗的剋星。

因為這些情緒與四F——恐懼、進食、爭鬥與交配有關——它們是原始且本能的情緒，源自於史前的神經計算機，是我們與所有哺乳類動物共通之處。假如在童年，你經歷過肉體或言語的虐待，就會有與配偶一起建立的家庭中，把親密與危險連結在一起的風險。在日暮時分的大城市裡散步所遇見的駭人經驗，也會讓你把城市社區與危險連結在一起。你用這樣的方式重燃陳舊記憶的餘燼，並將它們帶進當下這一刻，讓其劇烈地燃燒。

本能性的情緒會徘徊不去。假使你生氣而且數分鐘後氣就消了，這是認知的情感。如果你氣了二十天或二十年，這就是本能性的情緒。它會成為接管整個神經計算機的有害程式，這些神經網絡使得我們浪費珍貴的歲月在充滿憤怒的婚姻，或綁在一個不開心與令人洩氣的工作上。最後直到我們受夠了，也許會辭掉工作或氣沖沖地離婚，卻並不了解必須改變的是我們的神經網絡，因為我們是藉由它們來參與當前的環境與局勢。

## 強化的有害神經通路和潛意識信念

神經網絡是可塑的動態結構，一系列的神經元會在頃刻之間為了特定的工作而亮起來。這就是為什麼當你仔細考慮一個特定的想法（不論好壞），從事特定的活動（有益的或有害的）或每次遇到狀況時，就讓你回想起過去真實可怕或危險的經歷，因而餵養本能性的情緒。這時，特定的神經網絡就被強化。我們強化了位於邊緣腦內的有害情緒和神經網絡，並且開始建立關於生命的潛意識信念，而這些信念則驅策著我們在所有經歷中的行動與反應。

### 創傷後壓力症候群，情緒壓力與痛苦

當我們受到嚴重創傷，會發展出一種被稱為創傷後壓力症候群（PTSD）的狀態。研究顯示，大多數人一生當中至少會經歷一次危及生命或暴力的事件[1]。研究同時也指出，即使一個人能夠從創傷後壓力症候群中復元，他或她仍然會持續有輕

微的症狀❷。因為此一症候群（PTSD），生命中的許多事件會不恰當地經由邊緣腦路徑傳送。而在那兒——至少從情緒的觀點來看是如此，我們會重溫也許是發生在數十年前令人心痛的創傷事件。創傷後壓力症候群是複合的，因為原始的邊緣腦無法分辨時序，因此無法辨別發生在二十年前的痛苦事件，和今天因類似狀況所發生的傷痛記憶之間的區別❸。舉例來說，那些從波灣戰爭或阿富汗戰場返回的士兵，當他們聽到煙火聲或其他突然的巨大聲響時，會變得焦慮或痛苦是很普遍的。因為他們的邊緣腦並不明白，已經不再有戰爭的威脅了。類似的情形還有：經歷一段痛苦離婚的夫妻，在婚姻結束後許多年，當再次聽到彼此的聲音時，又會開始震驚走避。

但你不需被診斷出有創傷後壓力症候群，就會因一些看似不起眼的事件，而觸發劇烈的情緒反應。

這類的強化會在我們不知情，或用「同情」來哺育情緒**創傷**時形成，不管這同情是來自他人或我們自身。舉個例子，我們可能會說：「我不用表現得如此成熟。」畢竟，「我有個悽慘的童年。」藉著重複建立這類的說法，我們強化了**神經網絡**與情緒習性。

這些習性如同陳舊的揮鞭樣損傷影響脊柱的肌肉和椎節，而形成的姿勢習慣一樣明顯。這些網絡產生**情緒**，而**信念**讓我們持續偏好過去的痛苦，同時**行為**持續地**強化創傷**，而我們也更順利地以憐憫來哺育它。

畫出來的話，看起來就像以下的模式：

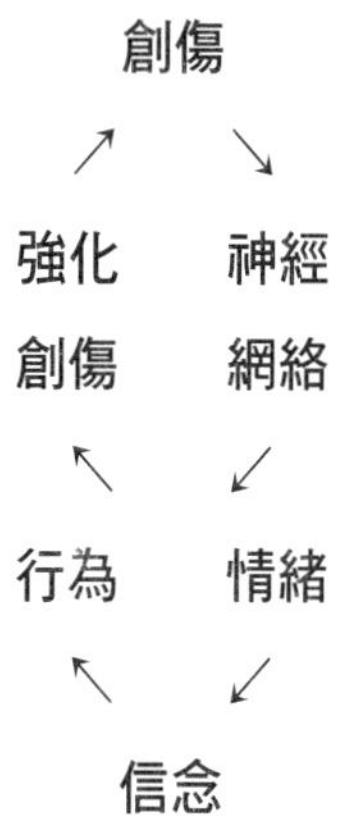

**創傷** ↘ **神經網絡** ↙ **情緒** ↙ **信念** ↖ **行為** ↖ **強化創傷** ↗ **創傷**

這樣一個重複性且循環的模式一度是為了保障我們的生存，但卻變成有害的，且引發對世界、熟人甚至是家庭錯誤的信念。因為信念可能是不自覺的，它們會以令我們驚訝的方式表現出來。我們會開始一段親密關係，最後卻因她或他不是我們心目中的對象而分開。但這種情況可能是我們潛意識信念的產物，在潛意識中，我們認為自己絕不可能找到伴侶。同樣地，我們可能有一個絕佳的工作機會卻搞砸了，因為我們在內心深處認為自己不配。

奇怪的是，你真的能夠藉著因**覺察到**的威脅而表現出恐懼，來強化因創傷而建立的神經網絡。不幸的是，無論任何情況，即使只是些微類似你過去曾有過的痛苦事件，你那哺乳動物的大腦馬上就會豎起紅旗，而且把它當成一個可能的威脅。那是因為所謂的「創傷」，不在於實際上發生的事，而在於你如何用故事把它儲存在腦海裡。也就是說，你受到**自認**發生的事件所衝擊，這樣的故事會鮮活地藏在意識的門檻之下，而不被你想起或察覺。

✣ ✣ ✣ ✣ ✣ ✣

## 阿貝托：靈魂復元

我有一位患者，一直被自己經常性出現的意象所纏擾，就是在她六歲時，有一次騎自行車被汽車撞到的記憶。**凱洛**並沒有受傷，她還記得躺在已停住的車子底下，看見引擎底部，並且聞到難以忍受的油味。當她回想起這件意外時，她記得當時哭爹喊娘的，但兩個人都沒有在現場回應她，唯一幫助她的是那位開車撞倒她的陌生人。

多年以後，凱洛一直受到這種被拋棄的情感所困擾。她覺得父母親在她最需要時永遠不在現場，她只能仰賴陌生人，而那人卻和傷害她的是同一個人。在這種看法的影響之下，她邊緣腦的神經網絡裡，建立起關於友誼和支持系統的錯誤信念，使得她有不恰當的關係和舉止。

凱洛完全相信她在飛機上或舞會中遇到的任何人，然而她卻不信任坦誠地試著給她建議與幫助的朋友和家庭成員。她對父母親有極大的憤怒，但卻可以原諒陌生人所做出的最可憎的行為。

當我在一個引導式的靜心中幫助凱洛重返與回顧那個事件，她才真的開始得到療癒。我們好言相勸在那件意外中「分離」或「分裂」的部分人格，回到她的身上。為了辦到這件事，我們得向「小凱洛」保證「大凱洛」會照顧她與守護她，並且用美與禮物歡迎她回來。薩滿們把這過程稱為**靈魂復元**。而事實上，我真的幫凱洛找回她靈魂中失落的品質：信任、好奇心、安全感、自信以及自愛。當她擁抱這些品質時，就為新的神經網絡展開了一條讓她得以更有創意地經驗這個世界的道途。她開始以新的方式來看待人們和局勢，也可從之前只能看到逆境的所在之處看出機會。

## 終結苦難的癖性

許多年來，心理學家所信奉的理念，就是有害的情緒能夠用某些療法來修復。這種觀念至今已被部分的醫師質疑，他們甚至爭論心理學本身的正當性。以心理分析師詹姆斯・希爾曼（James Hillman）為例，他寫道：「心理治療未能解釋清楚其合法性，導致心理學成了不合乎標準的科學與墮落的哲學。心理治療為了支持其系譜，也試圖挪用不適於調查其領域的邏輯學。當這些借來的方法接連著失敗時，心理治療似乎也變得愈來愈曖昧不明——既非好的物理學，好的哲學，也非好的宗教❹。」在我們（指作者們）各自所屬的專業中，逐漸認識許多全心投入的心理治療師。他們在學校、監獄或鄰近的健康中心工作，這些治療師極其致力於幫助他們的個案減輕痛苦與融入社會。然而我們也同意，通俗心理學的老生常談與熱衷流行的靈性，除了讓我們更深陷痛苦故事的泥淖之外，作用其實並不大。

然而，在媒體上充斥著有關不適任的父母、遺棄與低自尊的議題。評論員與批判家在提供令人滿意的解釋，來撫慰我們複雜的人格這方面，是遠遠達不到期待的。媒體的注意與開放式的對談，充其量只幫助我們了解童年所經歷的痛苦與創傷是如何形塑我們的關係。然而這樣的了解，並無助於更換那讓我們困在故事中的大腦神經網絡。而更換這舊有的神經網絡，是唯一能使我們對自己的感覺好一點或解放我們，讓我們可以過更令人滿意的生活的方法。

相反地，我們老是忙著向自己或他人辯解，為什麼我們無法受人喜愛或被人信賴。或者說，對於相信自我的價值感，我們是裹足不前的。我們宣稱那是因為母親沒有好好教養我們，或是父親虐待我們。換句話說，我們一直贊同這些使人疲弱的敘述（而它們大部分是我們自己的創造物）——有關我們是誰，以及我們能夠成就什麼等。而我們一直去買教人自力救濟的書，使得它們持續登上暢銷排行榜的榜首。

所以，為什麼我們沒有變好？因為我們為了尋求答案而誤入歧途。

✣ ✣ ✣ ✣ ✣ ✣

## 阿貝托：為自己贏得尊重

有一位個案**克里斯**曾對我說過：「我有過的每一個工作都充滿壓力，因為結果必然都會有一個絲毫不尊重我的才能與貢獻的專橫老闆。」這位男士已經接受心理治療多年，試圖去明白為什麼他「得不到尊重」。他非常徹底地剖析自己的家庭動態，而且很努力地去揭露，在他的職場生涯中總是重複這種「事與願違」模式的原因。

我悉心為他指出，答案就在他大腦的神經網絡內，這網絡確保熟悉的「現實」會不斷地自我重複。一開始，我們先透過心理學幫他了解建立這些網絡的兒時創傷——在實際生活中，他是家中的長子與長孫，而他很少在玩球時被玩伴選為隊友，這驅使他在學校變成一個成就欲過強的人，後來他就真的轉學了。但是明白自己與老闆之間紛爭的來源，並沒有讓他日常的關係變得更好。就好比明白病毒如何影響免疫功能，並不能治好感冒一樣。我推薦他服用滋補大腦的營養素，我了解這會幫他療癒受影響的邊緣腦區域，並使得一種新的、較高層次的皮質通路，可藉由我所提供的其他方法建立起來。

我也指定了冥想作業給克里斯練習，我請他每天早晨花十分鐘靜心並計數呼吸，同時問自己「我是誰？」並一邊捨棄每個因這問題所生出的答案。有一天早上，在一個靈光乍現的剎那，克里斯明白他所共事過的人並不是對他有「苛求」，或像他自以為地那樣「侮辱」他，反而是看出他有自己未能——或願意看重的潛能，而單純地期待他有更好的表現罷了。

我與克里斯的個案中，還包括為他的將來精繪出一幅地圖，在基於與世界建立深度信賴的關係前提下，能為他的生命導引出新的信念、新的行為舉止，以及新的方向。

✣ ✣ ✣ ✣ ✣ ✣

## 七宗罪

在早期的基督教時期，許多人都害怕心中被七宗罪所吞噬。它們是：憤怒、貪婪、色慾、懶惰、妒忌、貪食與傲慢。這些本能的情緒被認為是如此的強大，以致於一位十六世紀的德國神學家與主教彼得・賓斯費爾德（Peter Binsfeld）把每一宗罪和特定的惡魔連繫在一起，分別是：撒旦（憤怒）、瑪門（貪婪）、阿斯莫德（色慾）、貝爾芬格（懶惰）、利維坦（妒忌）、別西卜（貪食）、路西法（傲慢）。在具有影響力的書《關於術士和巫女的自白》（De confessionibus maleficarum et sagarum/Of the Confessions of Warlocks and Witches）中，他簡述了自己的理論。假使賓斯費爾德主教對人類的過失，不是傾向於純粹惡魔式的分析，而是比較熟諳大腦的解剖學的話，他也許會得到較為科學性的訊息，而不會把人類的「罪行」歸咎於這類富有地獄色彩的角色設定上。唉！藉由解剖對大腦進行生理構造的研究在那時代還不可能，因為如果沒有保存的技術，大腦在人死亡後數小時，就會變成像奶昔一般的質地。

然而，賓斯費爾德主教不像其他的宗教裁判官，而是一個相對溫和的人。他認為孩童不該在火柱上被燒死，與他聲稱惡魔會誘惑人遠離生命的恩典並且成為永恆詛咒的論點，八九不離十。你看，即便是像過去那樣關於異教審判的智慧，也認為惡魔會以色慾、貪婪、貪食、憤怒、妒忌、懶惰和傲慢引誘人。這些人性的「弱點」，事實上源自於邊緣腦中古老與過時的程式。

第六章

# 壓力如何使大腦受傷害

從工程學的立場來看，壓力可以定義為物質可供被重塑或再造的抗變量。當你在鋼樑上施予一個負載，它會抵抗，避免建築物倒塌。如果負載過大，鋼樑就會下陷而且受到損傷與崩塌。心理壓力也一樣，當我們再也抵擋不住那些試著形塑我們的力量時，不論它是來自配偶的行為或是國家經濟的衰退，我們就會崩潰，變得焦慮、抑鬱，而且無法應付。

## 社會與環境的壓力

生活到處都有壓力的來源。技術變革的速度從未像現在這般飛快。大學的學生如今為了尚未存在的工作而接受訓練。而在今日美國的勞動市場中工作的人，可望在他們的專業就業生涯中，經歷至少三次的轉行。光是思考這件事就令人倍感壓力。

當社會性的壓力源影響我們的健康時，生化的壓力源也在我們的體內肆虐。舉個例子：許多殺蟲劑藉由摧毀粒腺體的功能來殺死蟲子。這就讓我們想到一個明顯的問題：農藥是不是促成了帕金森氏症在一般人口中的發展？答案證實的確是如此。在西元二千年開始的一項研究中，瓊・史蒂文森（Joan Stephenson）博士在廣受尊重的《美國醫學協會雜誌》報告指出，即使只是偶爾使用如魚藤酮這類的農藥，也會讓罹患帕金森氏症的風險顯著提高。她說：「觸摸與使用殺蟲劑，也與顯著地提升帕金森氏症的罹病率有關連。在花園內使用殺蟲劑的人，比起從未暴露在任何一種家用農藥之下的人，罹患此病的風險高了百分之五十。而在家使用殺蟲劑的，比起不用的人，罹患帕金森氏症的風險則高了百分之七十❶。」而且因為農藥直接針對粒腺體的機能起作用，使得我們有理由更廣泛地關注所有退化性神經疾病的致病原因可能與之有關，包括阿茲海默症、多發性硬化症、自閉症及癲癇，因為病患的粒腺體功能皆受損。而一個新的、針對粒腺體功能破壞之影響的研究，也說明了暴露在農藥下的人，罹患糖尿病的風險也會明顯增加。

環境的毒素不只是直接影響個人而已，它們的影響也會傳播到下一代身上。最近在美國與歐洲對新生兒的臍帶血所做的檢驗顯示，血液受到超過二百種以上的有毒化學物質，包括塑料所污染❷。這些嬰兒生下來就帶著巨大的有毒負擔，會大大地增加他們在往後的生命裡，發展出嚴重疾病與退化性腦疾的機會。

這些嬰兒的母親可能有意或不慎吃進毒素，或成年人出於自願的選擇而讓已知的毒素進入他們的身體，孩子對這些事並沒有發言權。再舉個例子，牙醫所使用的汞齊填補物，會釋放出汞蒸氣而被大腦內的脂質所吸收，也會干擾神經系統的功能，這已是常識。不幸的是，要將汞中毒排除是非常困難的。

不論是在子宮內傳播、攝入、吸入、經由皮膚吸收，或鑽到我們的牙齒內，這種毒素都會影響我們的細胞——因為它們並不是被設計用來去除大量有害的環境毒素的。

## 急性與慢性的壓力

心理學家辨認出兩類的壓力：急性的與慢性的，兩者皆會影響我們細胞內粒腺體的健康與我們的全體福祉。

急性的壓力是比較短暫的，當你在面臨新的學習狀態時便會遇到，從學習的角度來看，不論是正面或負面的，對你來說都是好的。這是當你在挑戰最佳狀態時的壓力形式，無論是一個孩子在學校中面對即將舉行的初次音樂獨奏會，成年人面臨需要高度智力解決問題的狀況，或是跑馬拉松這類的體能挑戰都會面臨到。我（阿貝托）在二〇一〇年發生的那次 8.8 級災難性大地震時，人恰巧在智利，我感受到腳下的大地搖晃了數分鐘之久，那是一個相當可怕的經驗。而這次的災難培養出最好的人民，因為鄰居開始團結起來互相幫助，並走向受傷的人，幫助他們重建家園與生活。

慢性的壓力是持久的，當你整個月都在擔心你將支付的貸款金額，或是當你每天在結婚多年的枕邊人身旁醒來就感到害怕時，它就會發生。或者，當你的細胞要把由汙染的環境得來並貯存在細胞壁內的有毒廢棄物或重金屬清除時，持續的負擔也會造成慢性的壓力。智利的大地震伴隨著將近一個月的餘震——有三百多次餘震的震度大於五級。在那個月裡，每個人睡眠都是斷斷續續的，因為不曉得什麼時候大地又要開始動搖而無法安穩入睡。經過兩個禮拜，所有人都有睡眠剝奪與衰弱的情況，因為他們的非戰即逃系統陷在開啟的位置，但是既沒有爭鬥的對象，也無處可逃。

我們的身體有個系統是用來因應壓力的，就是 HPA 軸——它與三個器官有關，即下視丘、腦下垂體與腎上腺——它調節我們的非戰即逃系統。腦下垂體與下視丘兩者皆位於邊緣腦內，而腎上腺則位於腎臟的上方，假如杏仁體感知到一個當頭而來的威脅，HPA軸會釋放出壓力荷爾蒙——皮質醇和腎上腺素到血流之中，而不是將信號傳遞到新腦皮質做邏輯處理。皮質醇可以給我們快速反應的能量，增加心率，將血液從消化或其他非緊急的機能中導引出來，並將之變更流向到四肢與肌肉，以便我們能戰鬥或逃跑。HPA軸的快速反應所能提供給我們的益處是很清楚的。就像原始人在打獵時能避免被獵物攻擊，今天的我們也能在面對迎面而來的汽車或氣沖沖的同事時，迅速地逃離現場。

在危險的時期，為了幫助我們戰或者逃，這樣的化學潮湧是必須的。但當腎上腺未收到停止製造這些荷爾蒙的信號時，我們就會被困在一個慢性壓力的狀態。不像急性壓力可做為正向積極的目標之用，慢性壓力是極具破壞性的。在殖民時代，傳奇的加勒比海海盜學到一個事實，就是發射砲彈的砲聲比實際上由砲彈對城鎮造成的破壞，更能使受包圍的城市人民被消磨殆盡。這是因為槍砲聲讓城鎮的人處在慢性壓力的狀況，因為既不能戰或逃，或是得到一夜的安眠。長期地暴露在壓力下會有相當深遠的影響。

## 慢性壓力的有害效應

讓我們把這些資訊連結回之前已學過有關大腦的演化上。重要的是，要注意壓力荷爾蒙皮質醇。當 HPA 軸在慢性壓力的狀態時，它是會製造過量的。這會增加自由基對海馬神經元的損傷作用，接著這損傷又會引起粒腺體的破壞，反過來更增加了自由基的產生。這場悲劇的最後一幕，就是海馬的神經元本身藉由細胞凋亡的過程自行毀滅，而當海馬的細胞死亡，學習與創意幾乎變得不可能發生，更談不上大腦協同作用了。我們會為了免於傷痛掩蓋了自然的好奇心；我們會對搗蛋變得遲疑；我們會做不必要的囤積，冒愚蠢的風險；因為沒有能力去發現全新的解答而使我們麻木不仁，而且再也無法有原創的想法與感受。如果我們維持在急性的壓力下夠久，我們的腎上腺最終會棄守，而我們會變得消耗殆盡與疲累不堪。

在一個最近的研究中，葡萄牙米尼奧大學布拉加校區的愛德華多・迪亞斯・費雷拉（Eduardo Dias-Ferreira）和他的同僚指出：在慢性壓力下的大鼠，失去了破除重複性行為模式的能力，而且變得較沒有創造力，也較不靈巧❸。實質上，壓力改變了這些齧齒目動物的行為，使得這類動物有一再做同一件事的傾向。史丹佛大學醫學院的神經生物學家羅伯特·薩波爾斯基（Robert Sapolsky）從事壓力的研究，在評注這篇研究報告時談到：「這是一個極好的模型，可用來了解為何我們總是在刻板乏味的生活中愈陷愈深，渾沌而終……當我們的標準應對機制失效時，在認知方面簡直是一團糟[4]。」

慢性壓力會使得神經網絡的接線如出一轍，讓我們不斷地重複同樣的反常行為，卻希望得到不同的結果。當我們經驗到根植於慢性壓力的抑鬱與重複性的行為，就無法有較為細密的思考。釋放到血流中的壓力荷爾蒙使大腦停留在低階的功能運作上，而不能夠得到協同作用。就好比鐵與碳，我們易碎且容易受苦，無法找到像鋼一般的強度。我們會發現要從過往的經驗學習愈來愈困難，要改變那些造成我們一再重建這些經驗的信念與打破行為的窠臼也是如此。因為當我們的大腦路徑被壓力與創傷所牽連時，是無法想像或感受到突破個人危機的道途的。

薩波爾斯基博士在他的《壓力、老化的腦與神經元死亡的機制》一書中，清楚地描述壓力、暴露在皮質醇之下，以及海馬最終的破壞這三者互相關連的科學。他用大鼠與靈長類動物所做的詳盡研究，很清楚地支持了壓力誘發的神經退化過程，也會出現在人類身上這個論點。有趣的是，薩波爾斯基也指出，在至少百分之五十的阿茲海默症患者體內，會發現皮質醇的水平提高[5]。

幸運的是，近年來研究人員發現，我們可以停止這種化學性損傷事件的互相串聯。在動物實驗中顯示，諸如降低熱量（卡路里）、斷食以及鍛鍊身心的運動，會使得大腦內的保護性荷爾蒙，也就是腦衍生神經滋長因子（BDNF）的水平提升，而給與海馬高度的保護，使得它對皮質醇水平上升所帶來的損傷有抵抗力。而如今我們也明白，腦衍生神經滋長因子在人類身上也扮演完全相同的角色。

✣ ✣ ✣ ✣ ✣ ✣

## 阿貝托：搬起暗雲

**娜塔莎**來找我做個案，抱怨她的生活與婚姻都非常不快樂。她和先生育有三名年幼的孩子，而她覺得自己的生活已經退縮到變成一個為小孩奔忙的「足球媽媽」了。在她有孩子之前是一位流行雜誌的設計師，但她現在覺得自己的生活沒有方向，而且感到自己有些憂鬱，正考慮去看醫生吃藥來治療自己陰晴不定的心情。

薩滿能量療癒的信條之一，就是事情絕不只是表面看起來的那樣。我問娜塔莎是否有在服用藥物，她告訴我目前正在服用治療甲狀腺的藥。我進入寧靜的覺察狀態，以便順利得以薩滿的「照見」來掃描娜塔莎的發光能量場。在覺察到有一片也許是病態的凝滯能量後，我也檢查了她的脈輪，也就是沿著脊椎的能量中心。

脈輪是形狀像漏斗般的渦漩能量，較大的那一端大約延伸到皮膚之外幾英吋，而窄的那一端則連接到脊髓與內分泌腺——它會製造荷爾蒙，並將它們釋放到血流之中。印度的典籍記載，脈輪是一種旋轉的能量渦流。美洲的智者認為它們是「光的泉源」。而我自己的研究顯示，脈輪與神經叢吻合，也就是神經交叉形成的網絡。

我觀察到娜塔莎喉輪的旋轉是遲緩的，因為她的甲狀腺功能不足，這並不令人訝異。然後她位於前額的第六脈輪是乾枯的，而且是完全關閉的，就好像花的花瓣已經閉合很久了一般。第六脈輪是連結到腦下垂體，也就是HPA軸中的P處。

我繼續掃描娜塔莎的發光能量場，注意到並沒有身體上的病態（一般會在器官或組織上方顯現出一片暗沉、凝滯的能量）。相反地，我看見情緒創傷的標記，像是不同顏色的發光彩帶般，盤旋在能量場四周並干擾脈輪。這些都是有害神經網絡的表徵，而且總是在早年遭受創傷的跡象。

我問娜塔莎在她大約六、七歲時發生了什麼事。她說當時她和家人住在俄羅斯的布良斯克地區，鄰近車諾比核電廠。當它的四號機組在一九八六年爆炸時，有許多放射性碘堆積在車諾比四周的農場與牧場中，這事件使得有超過二十萬人必須撤離，包括娜塔莎的家庭在內。這次被迫的大規模流亡的結果，對他們生活的影響是非常痛苦、難忘並且混亂不堪的，因為他們知道再也無法返回他們的家園了。

因為碘會結合在甲狀腺內，娜塔莎的故事也正好解釋了她甲狀腺的狀況。但即使她現在住在加拿大，再也沒有受到任何放射性暴露的傷害，也有醫生就近的追蹤監控，她還是為那次核電廠爆炸所造成的傷痛與恐懼所苦。

在我成為薩滿的訓練中，我習得如何在個案的能量本體層面上做追蹤探尋與介入，這是一個在我們的光體療癒學校中教導學生去做並大獲成功的學習。我因而能夠清除這些有害能量的彩帶，終止娜塔莎感受這世界的慣性模式，並且使得她的大腦能長出新的神經網絡。

我也同時「調節」她的第二脈輪（它是與腎上腺連結在一起的），讓它得以和其他的能量系統一起和諧共舞。而我也運用在我的《印加能量療法》一書中提到的能量介入技巧，來為娜塔莎重設她的戰或逃系統。這是必要的，因為她的HPA軸從她六歲起，就設定在高警戒狀態，耗盡她的腎上腺功能，並將她整個內分泌系統甩開。

然而，我同時也曉得，除非娜塔莎修復她的海馬，否則就無法從她兒時的失落與創傷記憶的苦痛中獲得療癒。我要求娜塔莎開始每天服用DHA，並將咖啡這類的刺激物從她的飲食中排除，而且我也建議她做薩滿的靜心練習。

三個月後，娜塔莎身上的暗雲開始被移開，她在一個地區性的雜誌社找到了一份兼職的工作，而且家庭生活也戲劇性地大為改善了。

✣ ✣ ✣ ✣ ✣ ✣

## 改變海馬的設定點

想要保護海馬不受慢性壓力的傷害，就得改變它的設定點。當研究報告持續揭露出皮質醇的製造與海馬的損傷之間的關聯性時，科學家開始懷疑，在一個壓力事件期間，真正掌控由腎上腺製造的皮質醇分泌的究竟是什麼？早已被公認的實例是，一般來說不僅老年人和動物一樣有高水平的皮質醇，而且在壓力之後，皮質醇製造的程度也似乎隨著年齡升高。科學家花了很多力氣在找尋腎上腺的「起搏器」，他們認為如果這樣的構造真的存在人體內，那也許可以找到能控制皮質醇不過量製造的方法。如此一來，在正常老化過程中發生的海馬損傷（這在阿茲海默症中發生的速度更快），就可能被降低與減緩。

最令大家感到驚訝的是，腎上腺活動的終極掌管者，除了海馬本尊外別無他者。沒錯，海馬實際上調節了腎上腺製造皮質醇的製程，也掌控了自己的命運！當運作得宜時，海馬能夠維持因應壓力的皮質醇生產在正常的水平。然而當海馬受損時，它就失去這樣的能力，而且還需要額外的皮質醇分泌。

為了明白所謂重設海馬的設定點是什麼意思，試想海馬就像你家裡的恆溫控制器。當有壓力或創傷，海馬的設定點會改變，多少就像你調整家中空調的溫度一樣。調降恆溫器的數值，會讓空調運作比較久；而調降海馬的設定點，對腎上腺也有相同的效果。

如今我們明白，調整腎上腺的皮質醇分泌的海馬設定點，是在生命的非常早期就被編排好的。因此，小時候的創傷會增加海馬對皮質醇的敏感性，這造成我們到了成年期，海馬的功能會更加衰退，也抑制了我們以新的方式回應狀況的能力。

研究人員懷疑，適度的介入也許可以降低皮質醇的水平。他們推論說，如果壓力升高皮質醇水平，那也許過一種無壓力的生活就能使它降低。在這一方面的先驅研究，是由已故的心理神經內分泌學家西摩・「吉歌」・萊文（Seymour “Gig” Levine）於一九六二年開始的。在他突破性的研究報告中顯示，當實驗室中的天竺鼠被像小狗一樣地悉心對待，牠們體內的皮質醇分泌會減低，而這狀態可持續到成年期。

萊文的這個早期實驗，為後來無數的研究人員鋪出了一條道路。他們在各式各樣的動物身上試驗，當中包括靈長類，都再度確認正面情緒經驗可以藉由降低皮質醇的分泌，來為脆弱的海馬提供保護。雖然掌控腎上腺皮質醇分泌的海馬設定點可能是基因先天決定的，但如今我們知道所有正面與負面的生命經驗，不論發生在幼年或成年時期，都能重設其敏感性。

因此我們不必逃開，把自己隔離在林中小屋之內，才能保證自己能過無壓力的生活。這種看起來吸引人的方式，到頭來我們會發現，無論我們身處何方，都會帶著我們的鬼魂與惡魔同行。而我們的劇碼就像某個故事中說的，旅人甲在路途中遇見與他反方向而行的另一位旅人乙，甲向乙詢問自己即將前去的城市狀況如何，乙回答甲說：「我剛離開的城市裡滿是小偷和騙子，沒一個正經人。」而乙也順便問甲同樣的事，甲回答道：「巧得很，我離開的地方也是這樣。」

來自壓力荷爾蒙對海馬的持續生化攻擊，使得我們無法由情緒創傷中療癒。就像上述旅人的口中說的，不管我們去哪裡，似乎總是盜賊猖獗。但這也算是有用的信息，當我們覺得被自己的有害情緒囚困住時，在內心深處我們**明白**必須去療癒那終生的創傷。我們**明白**為了重拾健全的神智與發現新的行為舉止，我們得有所改變。

當有害的情緒伴隨著過往的創傷，不論是真實的或是想像出來的，都傾向於支配我們的心情時，你仍然能夠發展出讓自己用不同的方式去思考與感受的神經網絡。你有能力在經歷事件時，不讓過去在此時投下暗影。一旦邊緣腦為了服事更廣大的大腦協同作用而排隊入列，你就開始能為喜悅、健康與創意建立新的神經網絡。

✣ ✣ ✣ ✣ ✣ ✣

## 大衛：最偉大的事

在二〇〇一年的春天，我剛好有機會在英屬哥倫比亞的溫哥華舉行的功能性醫學之國際研討會上，發表一個名為「壓力、老化與神經退化性疾病」的演說。在演講中，我為許多醫師與研究人員說明壓力的概念、海馬以及重設海馬的設定點；如同之前提到的內容，我利用不同的技術幻燈片與動畫，來幫忙釐清壓力與大腦內實質的功能喪失之間的關係。

當我一邊演說，一邊卻愈來愈明白，大部分的研究人員，甚至部分我使用的幻燈片內容，都把焦點放在負向內涵上——即壓力是壞消息。但同時我也想要分享一些好消息——正向積極的情緒能夠療癒大腦。因此最後，我以一張我女兒的相片製成的幻燈片當作結尾。她那時大約是四個月大，安詳地睡在我太太的懷中。我也加上一段納京高的歌曲「自然男孩」的音頻剪輯，在這段曲目中，他唱的是關於學著如何去愛與接受愛之回報的重要性。

✣ ✣ ✣ ✣ ✣ ✣

## 壓力的積極面

然而，我們必須明白壓力不全然是壞的。事實上，它對全體人類的進展非常重要，如同「需要是發明之母」。當我們面對極具挑戰性的狀況，卻無法帶著創意去回應，那是因為我們陷入神經的車轍裡了。我們大腦的線路不允許我們如此。當你去健身中心做重量訓練時，你在肌肉上施加壓力；當鍛鍊結束時，你帶著結實的身體和成就感離開。物種在因應生物性的壓力，例如因長期乾旱造成糧食供應的改變時，是藉著創造性的應對與適應來解決。如果沒有一個經常在改變的生態系統的壓力，我們的類人猿祖宗就永遠沒有機會離開非洲的大草原到較肥沃的歐亞地區，也不會開始由四足著地改成用雙腿步行。在這些例子裡，壓力是大自然誘使最聰明與最能適應者生存下去的方法。

在我們目前的人類歷史當中，因著變動中的生態系統，以及從食物與飲水中的毒物而來且逐漸增加的毒性負擔，我們這個物種再一次面對長期的生存挑戰。而這次啟蒙所要求我們的，恐怕不亞於我們的老祖宗必須學著站起來用雙足行走那樣地令人生畏。

第七章

# 神經可塑性的禮物

雖然我們一開始就發展出以杏仁體為基礎的戰或逃的反應，以及為了保障我們這個物種生存的本能情緒，但允許杏仁體掌控我們的大腦，可能導致一種近乎癱瘓的狀況，而置我們的生存於危險的境地。

很幸運地，人類的大腦有改寫它自身，並且在神經元之間形成新的連結的能力。所以，我們不會一再地播放那令人厭煩的侵略與恐懼的原始程式。一直到最近研究人員才發現人類大腦的潛能，而且真正體會到神經可塑性——大腦建立新的神經網絡的能力——對個體健康與社會福祉兩者的積極意涵。

我們現在明白，如何利用大腦的神經可塑性來強化特定的神經通路。在本質上能夠改變大腦的功能，就更能夠觸及那些為了解放創傷以及有害情緒而造橋鋪路的腦部區塊。這也使得我們能夠表現帶來健康、長壽甚至是啟蒙的基因。

神經科學家歷經了過去二十五年的漫長道路，他們換掉了過去一度被接納的大腦典範——從大腦是一個固定的、固線式的以及不可變的器官，改成神經可塑性的信念，並讚頌它學習、適應與改變的動態能力。

✣ ✣ ✣ ✣ ✣ ✣

## 大衛：我理解的轉變

在我年輕時，沒多少時間與我的父親相處，因為他在南佛羅里達州神經外科的執業生涯非常忙碌。很顯然地，他也明白這是我們父子關係之間的不足之處。有一天他突然想到一個解決的方式，那就是邀請我進手術室，看他幫一位病人從大腦底部摘除腫瘤。這樣度過一個週六下午可真累人啊，特別是當時我還只是一個青澀的青少年！很快地，進手術室成了我每個週末的例行公事之一。回過頭來看，我相信我爸肯定是為了讓我能夠參與，而把手術特別安排在週六。當然，他教了我手術室的無菌觀念與消毒程序，這些消毒程序要花上不少時間。所以，為了打發時間，我的父親會特別為我說明那天要手術的大腦區域的特定功能。例如他會說：「這個區域叫做布羅卡腦區，是以一位法國老鄉：皮耶爾・保羅・布羅卡的名字命名的。他在一八六一年，確定這個區域是掌管言語的。」隨著時間進展，他詳盡講解了整個大腦，而且總是在他的敘述中穿插著一些歷史的色彩。

在那個易受影響的年紀，這些經驗給了我一個對神經科學豐富而廣泛的了解。後來，大腦的特定區塊是用於某種特定功能的觀念，在我讀大學探求有關大腦的研究時，又再度被強化。而且這也是我早期在神經外科學期刊所發表的文章主題之一。醫學院的生涯，又進一步強調大腦的特定部位與特定功能之間的連結。從這麼多的來源聽到這層關係，包含我老爸在內，在在顯示這樣的想法在醫學界是普遍而深入的。這樣的概念又在我接受神經學訓練的那些年進一步的被強化。真的，人們常講，神經科醫師是藉著「接連不斷地中風」學會大腦的功能性解剖。也就是說，每當有一位病人因大腦某個部位中風而住進醫院，神經科醫師會注意到他身體失能的部分與中風部位的關聯性，因此辨識出損傷的大腦區塊所行使的功能。

然而，在一九八〇年代晚期，這一單純刻板的構造／功能的相互關係開始被解開，至少對我而言是如此。當我開始注意到有些病人在中風後，即使在腦部醫學影像的判讀中沒有什麼可觀察到的改變，也會在身體的特定部位恢復相當的功能。舉例來說，當一位病人的磁共振掃瞄（ＭＲＩ）依舊顯示掌管左手的大腦部位有損傷，但偶爾，大腦會不知何故地「療癒」，而左手的功能也會回復。而當有愈來愈多的神經科醫師、治療師以及病人觀察到此不尋常的現象時，這些神經科醫師們就開始提供與當時對於大腦能力的觀點相左的解釋。

至今我仍能生動地回憶起，以我對大腦的了解而言，後來成為轉捩點的那一天。來自北卡羅萊納州的**麥可**，是一位五十八歲的平面設計師。他於一九八八年來找我看診。他陳述說來就診之前十四個月，突然變得無法言語。「我知道我想要說些什麼，但就是無法吐出個字眼來。」他相當流利地講述著。而我第一個想法是，他可能經歷了短暫性腦缺血發作（ＴＩＡ，或稱小中風），其特徵是在大腦特定區域的血流供應短暫地下降——在他的例子裡，是言語表達區受到影響。但當他繼續說下去時，才說出當時的發作過後，他的言語受到影響至少有六個月之久，這根本不是「短暫的」。雖然他的康復很完全，但很明顯地，他想要盡一切可能來預防任何進一步的大腦病狀發生。

我們檢視他腦部的磁共振掃描報告，那大約是來到我們診所就診前兩個月所做的。而在那片子裡有目共睹的是，腦部嚴重損傷與組織喪失的證據不僅只發生在與言語有關的區域。儘管如此，他的理學檢查卻看不出有任何缺陷不足之處。這到底發生了什麼事？顯然，他的大腦並沒有被「療癒」——至少在肉體層面上是如此——因為根據MRI的判讀，他最初中風的部位仍然是受損的，然而他的大腦卻「適應」了。也就是說，他開始運用替代的通路來恢復身體受影響之相關部位的功能。

當然，以在當時被接受的典範而言，會把這種想法視為是天馬行空的。然而現在，我們知道大腦對於它所執行的功能，真的有改變與重組自身的能力。這個過程被稱為神經可塑性。而它和神經新生——大腦在我們的生命週期中產生新細胞的能力，則是難分軒輊的禮物。

## 改變我們的神經網絡

大腦藉由神經可塑性能夠改寫神經通路，甚至建立新的神經高速公路。例如，當一個人罹患中風而且右手失去功能時，大腦能夠建立新的通路使得左手能夠行使一些本來只有右手才能做到的功能。

神經網絡是藉著有焦點且專注的刺激而建立的，而非只是單純重複某種模式而已。專業的運動員早就知道練習不代表一定會變好，因為不良的練習只會強化大腦內不合乎要求的通路。同樣地，一再地重複祈禱卻不帶任何積極且有重點的心念，會使得悟道的可能性大大的減低。如果你想做實驗的話，只需用你的非慣用手刷牙或握住叉子，並注意到去執行這麼簡單的工作需要多少的專注力。同樣地，喜悅、和善、寬容的實踐，需要全神貫注來發展。但你練習得愈勤，它就愈能自然而然的到來。

加州大學舊金山分校的名譽教授邁可・梅爾岑（Michael Merzenich）在一九九〇年代中期做了一系列的實驗，研究顯示要學習新的技巧與行為，需要全神貫注（focused attention）。他在兩組不同的猴子手指施予輕拍的刺激，當輕拍的節奏偶爾改變時，有一組的猴子會因對這改變有回應而給與果汁當獎賞。另一組即使有回應，也不給任何獎賞。經過六週之後，梅爾岑檢查猴子的大腦，對那組全神貫注於刺激，等待節奏改變以便能收集獎賞的動物們，在與輕拍的刺激相關的大腦區域上，顯現出極大的差異。但在另一組不因牠們全心一意地注意刺激而給獎賞的猴子身上，就觀察不到這樣的改變，即使在牠們手上的輕拍，兩組皆完全相同❶。

這就是為什麼我們在童年所獲得的讚揚，金色小星星、綬帶以及五顏六色的優異徽章，對大腦是如此重要的另一個原因。即使那些一度珍視的獎賞，現在正躺在櫥櫃堆積灰塵或保存在早被遺忘的盒子裡，大腦依然記得且珍視在那段印象深刻的時期所收到的正面鼓勵。

如同梅爾岑所指出，你所做的選擇，事實上真的會影響實質的結構，譬如你大腦內的神經網絡。他評注說：「與專注結合的經驗，導致神經系統在構造上與未來功能上實質的改變，這留給我們一個明確的生理學事實……我們無時無刻在選擇與形塑自身千變萬化的心靈將來如何運作。在某種非常真切的意義上，選擇自己下一刻將成為誰，而這些抉擇則以實質的形式銘寫在我們有形的自我上❷。」

對全神貫注的需求在喬・迪斯本薩（Joe Dispenza）的書《逐步發展你的大腦》中進一步被肯定：「造成這些神經連結的主要元素……就是**全神貫注**。當我們在心智上專注於任何我們所要學習的事物上時，大腦就能夠把我們所聚精會神的事物編繪成信息。另一方面，當我們對當下正在做的事心不在焉時，大腦會啟動別的突觸網絡的主機，使我們從原先的心念中分散抽離出來。如果沒有專心一致（focused concentration），大腦就無法產生連結，而記憶也不能儲存❸。」

因此，專注與否影響極大。不論是一個輕鬆的靜心，或一個運動員在關鍵比賽時的極度專心都是如此。就如得獎的科學作家莎朗・貝格莉（Sharon Begley）在二〇〇七年《華爾街日報》的文章中所歸納的：「神經可塑性無法在缺乏專注的情況下產生，這一發現意義重大。假如一種技巧變得像例行公事一般，讓你可以用自動駕駛儀去做，練習它將不再能改變你的大腦。假使你為了讓大腦保持青春而去做頭腦體操，如果你已經練到可以分心去做別的事，那麼它就不再有效了❹。」

## 克服有害的情緒

透過情緒，本能地去感知與回應威脅是邊緣腦的功能之一。這讓我們可以發展出使自己免於受傷的行為，就如我們的老祖宗在過去那段狩獵與採集的時期所學到的一樣——森林的角落裡潛藏著危險，而離開自己的氏族是不安全的。我們也被教導在過馬路時要「停、看、聽」，藉此從迎面而來的車子那裡學會對危險心存敬意。而對所有感受到的威脅本能性地回應，所帶來的問題則是我們把回應權交給杏仁體來掌控，而不是運用前額葉皮質的邏輯判斷。

藉著對神經可塑性的全心理解，我們明白大腦不但能適應傷害，更重要的是也能回應所有我們碰上的任何經驗。這讓我們從大腦僅是以反射性的回應這種基因先決之固線式結果的認知中解脫。哈佛大學醫學院的神經學研究者阿瓦羅・帕斯夸爾・萊昂（Alvaro Pascual-Leone）最近指出，神經可塑性是「人類大腦的本能資產，而且代表一種演化的發明，它使得神經系統能夠擺脫本身基因組的限制，因此可以適應環境的壓力、生理的變化以及經驗[5]。」

研究人員也發現，我們不僅可以建立新的神經網絡，也能夠把它們建構成強大到足以克服本能情緒反應的網絡。在一個實驗中，受測者被要求做兩件事——一件是感性的，一件是智性的。第一件是對投射在螢幕上的臉孔所顯露的明顯情緒，例如恐懼或憤怒，做出符合情境的相互配對——這是涉及影像的感性任務；然後他們被要求看著這些臉孔，並以字眼表達相關的情境——如**生氣**或**害怕**——這是涉及文字的智性任務。當配對生氣或可怕的表情時，受測者大腦主要的恐懼中樞——杏仁體的血液會增加。相反地，受測者分派字眼標明對應的影像時，流進杏仁體的血液減少，而到右前額葉皮質的循環增加，因為前額葉區域與置換我們原始的情緒反應有關。研究人員推斷我們能在大腦較高層的區域，發展出新的神經網絡來減少這些反應。

我們在娘胎及童年時期所形成的神經網絡，是我們後來信念的基礎。我們藉著這些信念去了解並詮釋我們的經驗，並帶著它們進入成年期。嬰兒時期學到的第一樣課題，通常對我們很合適，但它卻能給未來的經驗染上消極的色彩，即便在其他方面被視為良善，甚或是積極的。

神經可塑性的科學顯示，我們能為大腦內的迴路重新接線，並在日常的經驗中建立新的且更為積極正向的關連。薩滿們知曉恐懼、情欲與憤怒這類本能的生存情緒，會妝點你對生命中事件的回應方式，而它們實際上是疾病的主要成因。你不再需要屈服於由情緒性的邊緣腦，以及自我創造之夢魘的苛政之下，而使自己無法體驗喜悅。當面對一個新的情勢時，也不再需要以恐懼害怕來回應。相反地，你可以生氣勃勃地迎向它們，並向它們所展現的可能性敞開。

你可以改變判斷自己當下經驗的反射板，並真正地允許自己以新的眼光看見世界。

你可以把那些從前使你眼盲的、舊有的創傷與劇碼撇開，並且成為開明的，且從新的、令人振奮的、豐富的、興盛的、健康的與喜悅的事物中覺醒。

而為了要將自己從邊緣腦的即時情緒反應中解放出來，你必須完成兩件事。第一，你必須增進大腦的生理功能，這可以由特定飲食的製作與生活方式的修改來達成。其次，一旦你的大腦被優化，你就可以完全利用它強大的能力來發展出通路，而此一通路使得你可以用豐富的、令人愉悅的，以及積極的態度來經驗一度被視為負面消極的人、事、物。

✣ ✣ ✣ ✣ ✣ ✣

## 阿貝托：鬍鬚男

我成長於共產革命時期的古巴，並目睹極端暴力的後果：有一個老嫗在沖洗她車道上一灘灘看起來像是鮮血的汙漬。軍人衝進我家大門，命令我們說出父親在哪裡，並威脅要傷害我的母親。有許多年，我都無法信任別人，尤其是任何蓄鬍的人，因為那些多年來在山區作戰的軍人，都有鬍子。

在我們抵達美國後不久，胡士托、夏之戀與嬉皮的時代正開始，我所有的男性友人開始留長髮及蓄鬍。在發現他們的臉上開始長出第一根鬍鬚時，我發現自己迴避他們的友誼。即使我自己也開始留長髮，所有的朋友都會問我為何總是剃光鬍子。我完全了解自己為什麼會用這種方式來回應，然而卻無法改變它。我邊緣腦中的神經網絡，不斷地把我童年時期的暴力影像，重疊在這些反戰與嬉皮朋友身上。

✣ ✣ ✣ ✣ ✣ ✣

## 神經可塑性的機制

麥可是幸運的，因為他的大腦建立新的神經通路，使得運用語言的功能戲劇性地回復，他得以再度說話。但個別的神經元實際上是如何連結的呢？是什麼啟動這連結以及使它們保持連結呢？

大腦的個別工作單位是一個神經元，即使是簡單的工作也需要大量互相連結的神經元擔任的工作單位或網絡，致力於完成甚至是最簡單的活動。喬．迪斯本薩在他的《逐步發展你的大腦》一書中，雄辯地描述神經網絡是「整個大腦內不同的分隔、模組、區段以及分區內數百萬個神經元一起放電，它們合作形成神經細胞的社群，並像團體一般步調一致，而且與特定的概念、想法、記憶、技巧或習慣有關。遍布大腦神經元的整體模式，經由學習的歷程串連起來而產生一個獨特的頭腦❻。」

對神經可塑性的先驅研究可回溯到一九四九年，一位加拿大籍的心理學家唐納德．赫布（Donald Hebb）提出了他稱之為「細胞集」的理論，來解釋神經元如何彼此發展出相互連結的關係。在他出版於一九四九年的里程碑著作《行為的組織》中，赫布博士提出了「神經元是一起放電，並一起連結的」，後來被普遍地稱為赫布定律。然而為了促成神經元連結形成神經網絡的生長程序，所發生的精確生化學變化是相當複雜的。研究人員大都認同腦衍生神經滋長因子（BDNF）為了此聯盟的發生建立了沃土，協助將單純的細胞互相擁抱，轉變為永恆的舞蹈。

赫布博士假設「神經元是一起放電，並一起連結的」的推論是，模式化的思考與活動必須保持，如果與這些活動有關的神經網絡要維持其功能的話。或者，互補的說法是：「神經元如果不一起放電，就不會持續連結在一起。」

所以，杯子到底是半滿或半空的呢？兩者皆是。

而這到底是好消息或壞消息呢？謝天謝地，這全都是好消息。

好消息是，如同早先談到的，藉由全神貫注，你可以改變自己的思考，改變自己的活動，且改變自己的行為，而使生活有積極的進展。另一個好消息是，如果你不去強化此刻正在運用的，有關負面思考、活動和行為的神經網絡，比如說情緒的痛苦，你的大腦就會停止使用這些網絡，而且它們就會像採收過後的米糠一樣，掉落在無用的過往經驗的路旁。

接著，你所要做的就是停止餵養那強化恐懼和憤怒的線路，而把你的注意力導向新的、積極的神經連結。可喜的是，你的確有能力這麼做。

因此，如同我們先前所說——但值得在此重複並再度強調，畢竟，這事關我們如何建構一個新的神經通路，不是嗎？在心智上投入參與一個活動，對於學習它，且強化那以積極的方式服事你的神經通路是必要的。

同時，我們也將會在後來的章節中看到，在現實世界裡，你與充斥在你存有中的神聖能量場的連結能力，也有科學的基礎。

但等一下，這杯子慢慢地滿了，而故事也愈來愈有趣。現今的研究顯示，即使你只是想像正在參與一項活動，就能建立一個與學習它有關的神經連結——而不用真正地去執行它。在一九九五年，在帕斯夸爾・萊昂（Dr. Pascual-Leone）博士主持的一項實驗中，比較一個實質上用手指去演奏鋼琴的人，與一個只是在頭腦裡想像手指跨過琴鍵彈琴的人兩者之間的大腦變化，結果顯示兩者的大腦變化幾乎相同[7]。在以冥想的方式練習的那組，與彈鋼琴有關的大腦運動區變大了，正如同實際上去演奏鋼琴的那組人一樣。因此，這個主題顯示，單單只是思考一項活動，就會給與大腦實質的改變。

這代表我們不需要去運用煩惱、掙扎或受害等這些老舊陳腐的神經網絡。相反地，你可引導自己專心致志來建立新的，關於健康、幸福、耐心、信賴、熱情，以及其他積極且正面的情感——但這需要一顆寂靜的心，而這可藉由本書中示範的靜心練習與啟蒙技巧達成。

你不再需要活在因邊緣腦對世界有缺陷的認知而形成的陰暗角落所建造出來的生命裡，那就是——這是一個充滿敵意而不祥的世界。反之，你能夠建立一個新的神經線路，使你能夠掙脫由家庭淵源或早年創傷，甚至是被遺傳因子所注定，依據舊有不完善的醫學典範所生出的健康或疾病狀態構築而成的命運。

神經可塑性的發現如今成了在哲學家、科學家與神學家之間論述的一致興趣與焦點。如同傑佛瑞・舒瓦茲（Jeffrey Schwartz）與莎朗・貝格莉在他們的《心靈與大腦》書中所提出的：「具針對性、有意志的心智活動能夠明確且有條不紊改變大腦的功能，是到了科學該面對這個有嚴肅意涵的事實的時候了。行使充滿意志的努力產生的**實質力量**可改變大腦的運作方式甚至是其實質的構造。而其產生的結果就是有目標性的神經可塑性❽。」

## 填滿杯子

在此，我們探索心智專注的效應，它和任何體能活動或在記憶上投入的時間與精力無關——也就是說，心智專注是以我們促成恩寵或啟蒙的經驗，透過這樣的一種方式集中到自己身上。

賓州大學靈性與頭腦中心的負責人安德魯・紐伯格（Andrew Newberg, M.D.）醫師，運用先進的腦成像與影像技術，來檢視靜心如何改變大腦的結構與功能。在他的《上帝如何改變你的大腦》書中，紐伯格說明靜心不但修改了大腦的特定區塊，也幫助從事靜心的人，以更為積極的方式來表現和表達情緒。

紐伯格的研究顯示，靜心提高了大腦中一個名為前扣帶皮質（anterior cingulate）的區域之血流及功能。前扣帶皮質是演化上的新人，用來調和同理心、社會覺察、直觀、慈悲以及管控情緒的能力。這個構造坐落在大腦前方並環繞在胼胝體（corpus callosum）的前端，而胼胝體是橋接兩個大腦半球的神經元組成的綿密網絡。除了這些功能之外，前扣帶皮質也扮演著杏仁體與前額葉皮質之間溝通渠道的角色，而杏仁體是我們先前提過最原始的大腦結構之一。

前扣帶皮質就像站在十字路口一般，它的功能（或者沒有功能）是幫助決定我們每天的行為究竟是反射性並受恐懼驅策的，還是人類獨特能力的顯化，讓我們能辨識形形色色的選擇、意涵與結果。紐伯格非常生動地說明了靜心與其他的靈修練習如何強化前扣帶皮質，同時也使原始的杏仁體平靜下來。

正如預期，憤怒產生了與靜心極其相反的效果。憤怒關閉了與前額葉皮質的溝通，情緒與恐懼決定且掌控了我們的行為。正如紐伯格所說：「憤怒中斷了額葉的功能，不但使你失去了理性的能力，也失去了覺察自己非理性之行為方式的能力。當你的額葉關閉，就無法聽進別人的聲音，更不用說感受到同情或憐憫……當你持續且熱切地專注在靈性的價值與目標時，你的額葉與前扣帶皮質的血流就會增加，而這會降低大腦情緒中樞的活動[9]。」

藉著橋接我們高度進化、沉思性的前額葉皮質與我們原始的情緒反應區——杏仁體，使得前扣帶皮質得以調節我們如何感知自我，以及我們與他人和世界其他地區的相關行動；基於靜心能提高這個線路的功能與能力的事實，紐伯格醫師構築了一個在實體的大腦與靈性之間的重要連結。他說：「我們相信有一個靈性與意識的協同進化，參與其中的迴路使得我們可以展望一個在宇宙、神和我們之間的慈悲而相互連結的關係[10]。」

神經可塑性是冥想練習與啟蒙之間的連結，當你把注意力由日常世界移開，轉而凝視內在，就是在訓練自己的大腦為智慧打開一扇門。在過去，這種能力被認為只屬於少數悟道之人、由祭司所保存的信仰系統，以及擁有既定利益來保護自己特權地位的宗教集團。

實際上，每個人都有在意識上大躍進所需的大腦硬體，而大腦在許久以前就演化出並供給我們這樣的配備。假如我們回顧過去，就可以看見人類完成的許多充滿創造力與嶄新精神的非凡壯舉，是仰賴預載在前額葉皮質的軟體才得以達成的。

## 阿貝托：聖母之河（Madre de Dios）

馬德雷・德・迪奧斯——「聖母」之河，由安地斯山融化的雪水灌注，並向東蜿蜒四千英哩，注入大西洋。我和一位老者在泥濘的河岸閒逛，並以橘紅色的落日及嘎嘎叫的鸚鵡當作談話的背景。對研究大腦的共同熱情凝聚成了我們的友誼，而對人類頭腦的著迷，把我們帶到位於廣闊的亞馬遜河流域這一支流的上游，去和叢林薩滿相會。

我說：「自然界為了追求意識做了這麼多的妥協，對我而言簡直是莫名其妙。」「試想蜥蜴在被割斷腿後可以完全長回來，而自然界似乎放棄了這個能力來換取大腦能夠意識到自己的能力。」說完這番話，我轉身看著坐在我身旁的叢林薩滿，看見他臉上帶著微笑，「是什麼讓你覺得大腦創造覺知呢？」老者問道：「如果有的話，那必定是意識，或是我們稱之為**精神**（espiritu）的，創造了大腦。」

第八章

# 神經新生：長出新的大腦細胞

藉由最近對神經新生過程——即大腦真的能長出新神經的能力之發現，並在我們直到成年都還能建立新的神經通路這一研究結果上，一場實質的神經科學革命已然展開。關於幹細胞治療這個政治辯論的敏感話題與尖端研究的焦點，帶給神經退化病症一個有利的治療工具與希望。我們現在明白人類大腦藉著神經新生的程序，能一直持續進行著自身的**幹細胞治療**。在我們生命中的每一刻，大腦內某些極其重要的區域，時時都在重新補充幹細胞，而它們注定要成為全功能的大腦細胞。而為了促進這個過程，我們是有很多事可以做的。

## 動物與人的神經新生

因為神經新生在許多其他動物之中是很顯著的現象，科學家在一九九〇年代努力試圖指明，人類的確保有長出新的大腦神經元的能力。在一九九八年的《自然醫學》期刊，出版了瑞典的神經科醫師彼得・艾瑞克森（Peter Eriksson）的一篇名為「成人海馬內的神經新生」的文章，艾瑞克森醫師終於成功地開展成為革命性之典範轉移的歷程。

如同莎朗・貝格莉在《訓練你的頭腦，改變你的大腦》中評注：「『成人大腦內的神經新生』此一發現，顛覆了世代以來神經科學的慣用智慧。人類的大腦並不受天生的神經元，或是在童年早期大腦發展急遽成長之後增添的神經元所限制。在生命進入八十歲之年，新的神經元仍然長得很好，它們遷移到既存的大腦線路內，並把自己編織進其中，成為該處構造的一部分，也許因而形成新的線路之基礎❶。」

艾瑞克森醫師發現，在每一個人的大腦中存在著一群神經幹細胞，它們會持續補充，而且能夠分化成大腦神經元。簡而言之，我們生命中時時刻刻都在經驗大腦的**幹細胞治療**，而這在某些科學圈子裡仍然是反傳統的概念。法王達賴喇嘛曾說：「人類頭腦具有無比的轉化潛能，這是佛教的根本原理。但時至今日，科學依然堅持大腦不但是頭腦的所在與根源，而且大腦以及其構造是在嬰兒時期形成，之後就沒什麼變化這樣的慣例❷。」

神經新生是可以在人體內發生的，而我們終其一生皆保有如此的能力。這樣的啟示，提供舉世的科學家一個全新的、帶著幾乎跨越整群大腦疾病意涵的參考點。阿茲海默症，特徵是大腦神經元漸進性的喪失，長久以來讓研究人員在尋求減緩患者認知功能無情的衰退之方法時難以捉摸，因而使得病患與家屬身心俱疲。然而，有著大腦神經元可新生的觀念，給致力於研究此一疾病與其他神經退化性腦疾的科學家，帶來提升至嶄新局面的激勵與希望。

所以，神經新生已被證實在人類身上終其一生都持續進行著，那麼問題就比較清楚了：是什麼狀況影響該活動？此外，要真的能夠增強這個過程，我們還能做些什麼呢？最根本的重要問題是：「為了生長出新的腦部神經元，我們能夠做什麼？」

✣ ✣ ✣ ✣ ✣ ✣

## 大衛：進入神經新生的旅程

在醫學院那些年，我正好有機會運用當時還在起步階段的科技來探索大腦。當時是一九七〇年代早期，瑞士正開始發展給神經外科醫師執行精巧的大腦手術用的顯微鏡。當這個技術逐步發展，渴望已久的美國外科醫師們急於想採用這一腦部手術的新方法，因而發生了一個明顯的問題。雖然實際上學習操作手術用顯微鏡並不困難，但這些神經外科醫師們馬上就發現，當他們必須從新的顯微觀點來明白大腦的解剖構造時，他們變得有所困惑。

我當年十九歲，正開始醫學院的新生生涯時，接到一通來自亞伯特・羅頓醫師的來電。他是佛羅里達州蓋恩斯維蘭市，尚茲教學醫院的神經外科主任。羅頓醫師是美國廣泛運用手術用顯微鏡的領航者，並且希望能寫出第一本透過顯微鏡看到的大腦解剖教科書，以便在外科醫師開始樂意接受這個新科技時，能有更好的幫助。我申請成為學生研究員，而當他邀請我在接下來的夏天一起研究與繪製大腦時，我感到相當驚喜與感激。從這個研究中，我們最終出版了一系列的研究報告與書籍的章節，這些文獻提供神經外科醫師們所需的路線藍圖，以便更謹慎地進行腦部手術。除了解剖構造之外，我們也有機會去探索與發展顯微神經外科的其他面向，包括發展出創新的器械與手術方法。在顯微鏡下度過許多時日之後，我在操作與修復極微小的血管上變得相當嫻熟。這些血管在沒有顯微鏡可用之前，可能會在腦部手術中被損毀，而且常帶來可怕的影響。

因為在這個嶄新且令人振奮的領域上有所成就，我們的實驗室獲得國際上的認可，時常吸引來自世界各地的客座教授。在一個來自西班牙的神經外科代表團的訪問行程之後，我接受來自拉蒙・卡霍爾中心，一所在馬德里享有聲譽的醫院的邀請，繼續從事我的研究。他們的顯微神經外科計畫仍在起步階段，但他們的團隊相當具有奉獻精神，也因為能協助他們進行基礎的研究計畫，特別是在關於明白大腦的血液供應的研究，而讓我備感榮幸。

這所西班牙醫院是為了榮耀諾貝爾獎得主桑提亞哥・拉蒙・卡霍爾（Dr. Santiago Ramóny Cajal，1852～1934）而命名的，他是神經科學史上一位偉大的先驅者。醫院裡四處都有拉蒙・卡霍爾醫師的肖像，而在我的西班牙籍同事之間，很明顯地瀰漫一股濃厚的自豪感，因為他們可以宣稱，像這樣一位有影響力的科學家曾是他們的一份子。

在客座馬德里期間，我感到被迫去學習更多有關拉蒙・卡霍爾醫師的事，最後並深深地敬佩他對大腦解剖與功能的探索。他最重要的信條之一是，大腦的神經元比起身體的其他細胞來說是非常獨特的，不僅是因為它們的功能，也因為它們缺乏新生的能力。拉蒙・卡霍爾醫師這樣說道：「舉例來說，肝細胞藉著長出新的肝細胞來不斷更新自己，而幾乎在所有的其他組織中也有類似的細胞新生，包括皮膚、血液、骨骼、腸子等，但大腦內的神經元卻沒有。」

我承認當時我對他的理論頗為信服，但我的確懷疑為什麼大腦保有自我更新的能力，且有能力長出新的大腦神經元會是不合常理的呢？畢竟，早在神經新生被證明的前十年，麻省理工學院的研究人員就發現在大鼠身上，新的大腦神經元的生長終其一生都會持續發生。

在結束於西班牙的研究之後，我旋即轉到邁阿密大學的醫學院。當我在那裡學習組織學，也就是所謂組織的顯微研究時，才明瞭深深盤踞在科學裡的觀念是——神經新生，這個在某些動物中可明確界定的現象，是不會發生在人類身上的。這個學說始終沒被我接受，特別是在我回顧醫學院生涯時，當時有個說法是：「你喝的每瓶啤酒會摧毀兩萬個腦細胞」；我和同學常在週五晚上閒晃到很晚，再加上啤酒，想必當時有更多的腦細胞升天吧！

## 腦衍生神經滋長因子（BDNF）

在神經新生這個恩賜中主要的成分——而且是值得尊敬的禮物——是一種名為腦衍生神經滋長因子的蛋白質。如同在之前章節所讀到的，它在建造新的神經元之過程中扮演著關鍵的角色。它也會保護現有的神經元，確保它們的生存並促進突觸的形成。突觸是神經元之間的交互連結，對思考、學習以及高階的大腦功能是相當重要的。事實上有研究指出，阿茲海默症患者的BDNF水平是比較低的，在如今我們明白BDNF是如何作用之後，就並不令人感到意外了。

然而，在考慮到BDNF與其他神經學的病況，包括癲癇、神經性厭食症、憂鬱、精神分裂以及強迫症之間的關係時，我們就能對BDNF在健康上的益處獲得更為正面的評價。

## BDNF的活化

如今我們對於那些影響我們的DNA來產生BDNF的因子，已有非常扎實的了解。幸運的是，這些因子大部分都在我們的直接掌控之下。而且你不需要登記參加某項決定是否有哪些實驗室合成的新化合物能提高BDNF之分泌的研究，才能使自己的BDNF增加並增進神經新生，同時保護現有的大腦神經元。開啟BDNF製造的基因是藉著各種因子來活化，包含自願的體能鍛鍊（被強迫運動的動物並沒有顯現出改變）、降低熱量、腦力刺激、薑黃素以及omega-3脂肪酸如：DHA（二十二碳六烯酸）。

這是一個有力的訊息，因為所有的因子都在我們的掌握之中。它們代表著為了開啟神經新生的基因，我們所能夠做的選擇。現在就讓我們個別來探討它們。

● **身體鍛鍊**：實驗室裡有運動的大鼠，結果顯現牠們比久坐不動的動物能產生更多的BDNF。但令人感興趣的是，那些被強迫運動的動物，比起那些自願選擇在轉動的輪子上運動的，BDNF的產出卻非常少。研究人員發現在自願做運動的動物身上，BDNF水平的升高，與牠們的學習能力之間有直接的關連。

了解運動和 BDNF 的關係之後，研究人員接著調查身體鍛鍊對人的效果，包括健康的人與有風險的人，或已經被診斷出罹患阿茲海默症的人。研究的發現頗值得注意。西澳大利亞大學的妮可拉・蘿騰薛格（Nicola Lautenschlager）在她最近的論文中指出，她發現年長的人如果參與規律的身體鍛鍊，在二十四週之後，在記憶、語言能力、專注力，以及在其他重要的認知功能上有令人驚異的進步，比起同年齡族群但未參與這項活動計畫的人好上 1800%。有運動的族群每週大約花上 142 分鐘做運動——相當於每天二十分鐘左右❸。

在類似的研究中，哈佛大學的研究人員發現，在年長女性身上運動與認知功能之間有強烈的關連，並歸結道：「在這個針對年長女性進行的大型且具前瞻性的研究中，較高水平的長期與規律的身體運動，與較高水平的認知功能有強烈關連，而且較少出現認知上的衰退。具體而言，較為大量的身體活動所帶來明顯的認知益處，在程度上與大約年輕三歲類似，並且在認知損傷方面降低了百分之二十的風險❹。」

這些以及其他相關的研究明確地指出運動增強了大腦的表現，而且與提高 BDNF 的分泌有直接的關係。單單靠自願地參與規律的身體鍛鍊，即便是從事在程度上比較溫和的運動，你也能積極掌控自己心智的命運。

● **降低熱量（卡路里）**：另一個開啟掌管 BDNF 分泌的基因因子是降低熱量。多方面廣泛的研究清楚地顯示出，當動物被餵食卡路里減量的膳食（以大約減少百分之三十上下為主），牠們大腦內 BDNF 的分泌就會上揚，並伴隨在記憶力與其他認知功能上的顯著增強。

只不過，研讀在實驗室的大鼠身上所做出來的研究報告是一回事，而要以動物研究當作依據，提出建言給人類患者又是另一回事。幸運的是，如今在某些備受尊敬的醫學期刊中，已經開始有降低熱量的攝取，會在人類大腦功能上產生強大效果的報告出現。

在一份二〇〇九年的研究中，德國的研究員給一組年長受測者的飲食，施以百分之三十的卡路里減量，並與另一組相似年齡的受測者一同比較記憶功能，而對照組則是想吃什麼就吃什麼。三個月之後的研究總結發現，飲食未受限制的那一組經歷了小而明確的記憶功能**衰退**，而在吃卡路里減量飲食的那組記憶功能則大為**增加**。在承認當前的製藥方式對大腦健康有著明顯的限制後，作者總結：「現今的發現可能對為了維持老年期的認知健康，而發展出來的新**預防**與治療對策有所幫助❺。」

腦部的預防醫學，多麼特別的概念啊！雖然預防醫學的信條被健康照護的許多其他區塊所採用，範圍涵括了心臟病到乳癌，但不知道是什麼原因，大腦總是被排除在外。

令人欣慰的是，有了這些新的研究發現，事情已經在改變了。

有進一步的證據支持降低熱量，在對強化大腦以及提供大腦更多對退化性疾病的抵抗力中所扮演的角色。這研究來自於國家老齡問題研究所，老年醫學研究中心的馬克・麥特森（Mark P. Mattson）。他報告說：「流行病學上的數據指出攝取低熱量的個體，可能擁有降低的中風與神經退化性疾病的風險。在每人平均食物消耗量，和阿茲海默症與中風的風險之間，則有強烈的相關性。而從以人口為基礎的對照性研究中，數據顯示每日攝取熱量最低的個體，得到阿茲海默症或帕金森氏症的風險也最低。另有一項對有部分成員移居美國的奈及利亞家庭，在以其人口為基礎的前瞻性縱向研究中，顯示出住在美國的家庭成員，與留在奈及利亞的親戚相比，阿茲海默症的發病率是增加的❻。」

移居美國的奈及利亞人和他們留在該國的親戚，很顯然在遺傳上是相同的，只有他們的環境改變了。而這個研究的焦點明確地放在增加熱量攝取的結果對大腦健康的有害影響。

降低至少百分之三十之熱量攝取的希望似乎令人卻步。請試想，現今的美國人每日消耗的熱量比起一九七〇年代，平均多過了 523 千卡以上。當前聯合國的估計顯示，美國的成年人每天消耗約 3770 千卡的熱量，而多數健康照護專家認為正常熱量消耗（亦即維持體重所需的卡路里數）在女性大約是每天 2000 千卡，而男性是 2580 千卡。很顯然地，需求的高低取決於運動量的多寡，而對一個平均每天攝取 3770 千卡的人來說，降低百分之三十的熱量後仍然有 2640 千卡，依舊高於正常最低需求量。

大多數美國人攝取的熱量之所以增加，來自我們壓倒性地增加糖的消費量。現今美國人平均一年要吃與喝掉驚人的一百六十磅精製糖，這表明只消在過去三十年之間就增加了百分之二十五的量。此事令人特別感到不安，因為 UCLA（加州大學洛杉磯分校）所做的動物研究顯示，在「西方工業社會富含飽和脂肪與精製糖的典型飲食」與降低的 BDNF 水平之間有強烈連結，而可預期的是，相應的記憶功能也會減低。

單靠降低糖的攝取就想達成有意義的熱量減低，可是有一段很長的路要走；減重可能是一個附帶利益。實際上，肥胖本身和 BDNF 的水平降低有關，血糖升高也是一樣，是肥胖的普遍後果。再者，增加 BDNF 的水平也提供了在實際上降低食慾的附加利益。

我們希望這些數據，以及你想幫助自己的大腦增加 BDNF 分泌的渴望，將會激發你依循一個低熱量飲食的動機。假如你想做得更多一些，可以實行一個間歇性斷食的計畫，我們將會在第十四章說明。

● **腦力刺激**：BDNF被描述為神經滋長因子，這意謂著它是一種能誘導目標組織積極生長、發展健康與正面功能的化學物質。而在這個例子中，目標組織是大腦神經元。所以只有當大腦被挑戰時，預期BDNF會增加才說的通。正如肌肉得先運動，才會得到力量而後行使功能一般，大腦也會因應腦力刺激狀況的挑戰而發達起來，變得更快且更有效率，同時也擁有更大的資訊儲存容量。

這些積極的面向，都是藉著有刺激性的活動引發的BDNF增加來促成的。相反地，那些每天花上數小時看電視、玩重口味的電視遊戲，或者是參與一些不用頭腦與被動的活動的個體，BDNF的水平多半會降低。

對於幫助我們避開那些與老年有關的令人疲弱的疾病，敏捷的頭腦也是一種很好的抑制劑。馬克・麥特森建議，靈活度訓練與語言學是保持一個有活力與功能良好之頭腦的兩種好方法。他說：「談到老化與老年相關的神經退化性疾病，可資運用的數據顯示，這類能增加神經樹狀突的複雜性和突觸可塑性的行為，也增進了成功健康的老齡化並降低罹患神經退化性疾病的風險。舉例來說，在教育程度與罹患阿茲海默症之間呈現反比的關係，教育程度越高的人罹患風險較低。保護自己免於罹患阿茲海默症或是其他與年齡相關的神經退化性疾病，可能在生命早期的數十年間就已經開始，正如在多項研究中顯示的，有最佳語言能力的年輕人得到阿茲海默症的風險最低。從動物研究中得到的數據也看出，增加由腦力活動所產生之腦內神經迴路的活動，會刺激在神經保護效應中扮演重要角色的基因得以展現出來。而數種不同神經滋長因子的水平，包含BDNF在內，在飼養於複雜環境中的動物腦內，比起養在平常的飼養箱中的增加了許多❼。」

參與刺激心智的活動——像解決問題、探索新環境、與也許是最重要的，規律的靜心——可促進BDNF的分泌，並且能創造出一個不僅對退化有抵抗力，以及能夠在日常的功能中使你發揮到極致的大腦。在這個背景之下，把靜心視為主動而非被動的大腦刺激運動是很重要的。甚至在阿茲海默症患者之間，那些有參與靈修練習的人身上，疾病進行的速度有顯著的變慢；而再一次，這又是BDNF分泌增加的結果❽。

靜心幫助我們造訪頭腦內在的複雜環境與宇宙能量場。而不令人意外地，這很可能是對BDNF分泌來說是最有利的刺激物。由靜心產生的BDNF分泌應該被當作是一片沃土來看待，它讓靈性產生的啟蒙種子能在此種下並繁茂生長。

- **薑黃素：**薑黃素是薑黃中主要的活性成分，是現今熱門的科學探究對象，特別是它與大腦的關連。但薑黃素在醫學研究上並不是最新的題目。事實上，中醫與印度醫學

（阿育吠陀）的治療者已經使用它數千年之久。我們已經知道薑黃素擁有各種的生化特性，包含抗氧化、抗發炎、抗黴菌以及抗菌作用。

然而，真正引起世界各地的神經科學家興趣的是薑黃素提升BDNF的能力。有一件有趣的發現，在印度一處接受評估的村落裡，薑黃被廣泛地運用在咖哩食譜中，而有關阿茲海默症的流行病學調查中，此處的好發率只有美國的百分之二十五。毫無疑問地，薑黃素提高BDNF分泌對大腦神經元的正面效應，至少是那些食用薑黃的人對這個腦疾有如此抵抗力的原因之一。

薑黃素活化了Nrf2調節轉錄因子的通路，這是一個新近發現的「基因開關」，它的作用是藉著打開相關的基因，來產生各式各樣的抗氧化物以保護粒腺體。我們在下一章將會更詳盡地深入談論這個過程。它最終保護了神聖母性能量的源頭，而祂是滲透在我們的生理機能中並孕育健康的能量。不過發現這知識的功勞應該歸於先人，吠陀梵語形容薑黃的主要功能，是培養與母性形象之神靈的關係。

相較之下，西方文明現在才承認母性生命力（以其維持生命的粒腺體樣貌）是種管道，生物圈中療癒、滋養、慈愛的能量均透過它而流動。有趣的是，直到最近我們才開始懷疑這些貌似簡單的細胞內粒子，實際上可以當作一度被認為是母神的品質在細胞內的體現，如希臘女神阿芙蘿黛蒂、印度女神莎克蒂、佛教女神觀音以及基督信仰的聖母瑪利亞。帶著這些智識，我們變得能夠密切地與歷史接軌，並且重燃對自己母性能量恩賜的尊敬。

**●二十二碳六烯酸（DHA）**：近來或許再也沒有另一個大腦的營養素像DHA那樣受人注目了。科學家在過去數十年間，為了至少三個理由積極地研究這重要的大腦脂肪。

首先，人類大腦有超過三分之二的淨重是脂肪，而那脂肪中有四分之一是DHA。從結構的觀點來看，DHA是包圍大腦細胞的細胞膜主要的基礎材料。這些細胞膜包含大腦細胞互相連結的區域——也就是突觸。這意謂著DHA涉及訊息由一個神經元傳遞至下一個神經元的過程，而這對有效率的大腦功能來說是十分重要的。

第二點，DHA是自然界中最重要的發炎調節因子之一。發炎與大多數的大腦疾病有關，包括阿茲海默症、帕金森氏症、注意力缺乏過動症（ADHD）以及多發性硬化症。DHA天生會降低COX-2酶（環氧合酶）的活性，而COX-2酶會開啟發炎反應中的破壞性化學介質的分泌。DHA不但會抑制環氧合酶，還能幫助我們的大腦滅火。

第三點也許是研究DHA最引人注目的理由，就是它在調節促成BDNF分泌的基因表現中的角色。因此DHA能協助指揮BDNF的分泌、突觸連結，以及大腦細胞的發育能力並同時提升其功能。

在最近一個完整且雙盲（double-blind，編注：不讓受試者知道，也不讓實驗者知道在實驗處理中，何者為實驗組，何者為控制組的研究方法）的介入試驗：用二十二碳六烯酸（DHA）改善記憶的研究（簡稱 MIDAS）中，針對一個由 485 位平均年齡七十歲，且有輕微記憶問題的健康個體所組成的群組，投予部分成員由海藻萃取的 DHA 補充品，而部分成員則投予安慰劑。在六個月後，比起接受安慰劑的那組，接受 DHA 的群體不但血中 DHA 的濃度高出兩倍，而且對大腦功能的影響更是突出。研究計畫的領導者卡琳．尤可．莫羅（Karin Yurko-Mauro）評論道：「在我們的研究中，身體健康但抱怨記憶力不太好的人在服用海藻萃取的 DHA 膠囊六個月之後，接受一個測量學習與記憶表現的測驗，結果錯誤率只有服用安慰劑的人的一半……這個益處大概相當於擁有年輕三歲的學習與記憶技巧❾。」

人體本身可以從日常飲食攝取的 omega-3 脂肪酸，或 α-亞麻油酸中來合成 DHA。但由這個化學途徑所產生的 DHA 太少了，以至於大多數的人類營養研究者現在認為，DHA 是一種**必需**脂肪酸，意思是必須由**飲食**中攝取這維持健康的關鍵營養素。數據也顯示大多數美國人通常每天只吃進六十到八十毫克的 DHA，不到專家建議的每天二百到三百毫克攝取量的四分之一。

## BDNF與大腦的保護

BDNF不僅在神經新生與神經可塑性上是重要的，而且也可保護細緻的神經元免於受到各式各樣的傷害。這些傷害包括創傷、血液供應的短暫降低，以及也許是最重要的——環境毒素。事實上，在實驗室的研究中，大鼠甚至靈長類體內若有較高水平的BDNF，比起那些正常或較低水平的動物，更不易受到大腦破壞性毒素的傷害。

一種經常使用在實驗動物身上的重要神經毒素（尤其是那些設計用來評估BDNF之保護效果的研究），叫做MPTP（1—甲基—4—苯基—1，2，3，6—四氫嘧啶的縮寫）。這種神經毒素有相當獨特的破壞力，它可以損傷人類或其他數種動物的大腦內某一特定部分，而這部分的損傷與帕金森氏症有關。因此，MPTP經常被用來當作測量保護大腦的藥物製備之可能性益處中的對象神經毒素。但不像其他學術研究是在實驗室中發展出來的，MPTP的街頭故事更加耐人尋味。

在一九八〇年代早期，有七個人服用了他們以為是類似海洛因的街頭毒品，卻因這種類似海洛因的毒品在違法製程上的錯誤，他們吃進去的東西受到了MPTP的汙染，在那之後不久，他們被診斷出患有帕金森氏症。

雖然這些人受到極具破壞性的傷害，但卻開啟了一扇門讓研究人員得以為此疾病發展出有力的實驗模型。正如神經科醫師威廉・藍斯頓（J. William Langston）在他的書《喚醒冰凍人——在人類大腦謎樣的邊緣工作》（一九九七年出版）所提及的，這本書的內容後來成為兩部NOVA公司的電影主題，並在公共電視（PBS）播放。

藍斯頓發現，在松鼠猴身上打入MPTP會瞬間引發帕金森氏症的發展，而在這動物上受損的大腦區塊與罹患此病的人之大腦損傷區塊竟然完全一致。後續以其他動物所做的研究也都產生同樣的結果。最後，藍斯頓與其他的研究者最後斷定——MPTP藉由摧毀細胞內特定的能量產生來源，也就是粒腺體來摧毀神經元。因此，MPTP被證實是針對大腦內與帕金森氏症有關的區域之特定的粒腺體毒素。

一旦發現MPTP會選擇性地破壞粒腺體的功能而產生帕金森氏症，研究人員便專注地去學習如何阻擋這種神經毒素的損害效應，而且大致上來說，想必會延伸到如何降低農藥的損害效應。不同的藥品因而被發展出來，包括二胺氧化酶（Deprenyl）這種藥物，確保能提供給粒腺體某些保護，使它們免於受到像MPTP這類毒素的傷害。

然而，藥物在人體試驗中只顯現出不太大的益處。保護神經元免於ＭＰＴＰ損傷最顯著的結果並沒有在某些外來的、實驗室產生的、且可以取得專利權的藥品上發現，而是在ＢＤＮＦ這已經編碼在我們自己的ＤＮＡ以及生理構造內的物質上。它並不是由處方籤所提供，而是來自於大自然的恩賜。

接踵而來的研究已經證實，ＢＤＮＦ對腦細胞提供幾乎全面的保護，不只是對ＭＰＴＰ而已，還包括其他形形色色的粒腺體毒素。而我們在許多其他的研究中也得知，提升ＢＤＮＦ水平的方式也是天生的：就是增加身體運動量以及降低熱量。

因此，經由自然的方式與生活型態的選定可開啟ＢＤＮＦ的分泌，提供我們大腦針對無所不在的粒腺體毒素之猛烈攻擊強大的保護，例如我們每天都會暴露在其風險之中的農藥。顯然，選擇食用有機食品是有幫助的，但我們無法完全排除暴露在這些危險且會損傷大腦的化學物質之中的風險。

第九章

# 你不會想要的三種狀況

氧化、發炎與毒性聽起來並非冠冕堂皇的字眼，即使你不甚清楚它們在人體生理的相關意義，大概也會抱持著它們與產生不健康的狀態多少有些關係的看法。這是真的，它們是你不希望身體會遭受的狀況——至少不要到失控或受損傷的水平。

氧化基本上是氧氣與另一個物質的化學結合過程，而通常會造成被氧化物發生非常明顯的變化。舉例來說，鐵鏽從鐵上掉落代表氧化作用正在運作，而當金屬生鏽後會發生什麼事呢？本質上，它會受損直到失去自身的完整性，並加速其惡化。

發炎是免疫系統最初對感染或刺激的反應之一。你可能也經歷過這種情況，例如扭傷腳踝。它看起來又紅又腫，感覺又熱又痛。發炎是身體療癒的一種方式，因為它會引起血流增加並帶著蜂擁而來的白血球，以及其他有益的化學物質趕往發炎的區域救援。發炎也可能和慢性關節炎、氣喘以及神經退化性疾病，例如阿茲海默症、帕金森氏症與多發性硬化症有關。在醫學上，發炎可用局部的軟膏來治療，以及經由服用非類固醇抗炎止痛劑（NSAIDs）來緩解。

毒性是一種中毒的現象。毒物或毒素可在自然界或包括食物中被發現，在各種日常用品如家用清潔劑、溶劑和化合物中也隨處可見。我們甚至暴露在自己體內產生的毒素之下，這些內毒素由眾多的排毒系統來處理並集中在肝臟代謝，但它們也可在身體各處被發現。

正如你預期的，毒素被帶進身體時會引發疾病。然而有趣的是，包含人在內的生物都會製造毒素。事實上，甚至有許多生物是仰賴毒素為生。舉例來說，毒蛇使用牠們的毒素來殺掉或麻痺獵物，而有些植物則製造氰化物來保護自己不被吃掉。因為包括你在內的生物，在平常的代謝作用中都會產生作為產物或副產物的毒素，在它們堆積到危險的水平之前，身體必須分解並排出這些毒素。

氧化、發炎與毒性——用比喻來說的話，也發生在我們的社會裡。我們的思維與記憶會**生鏽**以至於失去了原來的思考能力——一個生氣的、激昂的、疼痛的陳舊大腦在情緒上變成是發炎的；它會潰爛、腫脹並產生憤怒。老舊大腦的有毒信仰與有害情緒反應，可能會使得它採取暴力的行動，而這在社會上是不受歡迎，甚至是無法被接受的。

幸運的是，有一個身體補救措施是為了這種比喻性的狀況應運而生，那就是抗氧化物、炎症減輕劑與排毒劑。它們不但幫助我們的身體療癒，也促使我們的心靈從原始反應的狀態，進展到進化、開明與理智的狀態。

## 抗氧化劑

只要打開電視、翻閱雜誌或聽收音機，你將毫無疑問地暴露在廣告的浪潮下，歌頌一些新近發現、異國風味的果汁，它的功效是含有地球表面最高容量的抗氧化劑。你不禁懷疑：這些炒作到底是怎麼回事？抗氧化劑的好處又是什麼？

抗氧化劑是任何各式各樣的化學物質，包含$\beta$胡蘿蔔素，維他命 C 與維他命 E 等，它們可抑制氧化作用。實質上，抗氧化劑是藉著中和由活性氧或自由基所造成的損傷來保護細胞。如同之前提過的，自由基是正常粒腺體能量生產過程的副產物，在正常或健康的情況下，抗氧化劑會在自由基產生的速率和它們被去除的速率之間維持平衡。

然而，自由基會引起組織、蛋白質、脂肪甚至是細胞核ＤＮＡ的氧化性損傷。事實上，自由基引起的組織損傷被認為是老化過程檯面下的因素。正如我們在第四章看到的，當德納姆・哈曼（Denham Harman）在一九五六年證實抗氧化劑「撲滅」了自由基時，就立下了抗氧化劑製造業的基礎。然後，在一九七二年，哈曼指出一件諷刺的事情：粒腺體既是自由基的實際來源，又是受到自由基損傷風險最高的。由於大腦產生大量的自由基，因此成了它們最大的箭靶。然而，大腦卻又缺乏像身體其他地方的細胞所產生之足夠水準的抗氧化劑的防護。

## 自由基

特別對大腦而言，因為自由基有著強大的損傷效應，研究人員正尋找更好的抗氧化物以便能使腦細胞擁有一定程度的保護，又能避開粒腺體的崩解，也許還能同時增強大腦的功能。現今的研究開始出現對自由基明確的指控，顯示它在大腦老化的過程扮演了關鍵性的角色。這些研究指出在本質上，當一個人開始有過多的「老年時分」，臨床醫師便會用更科學的術語，稱之為「輕度認知功能損害」（ＭＣＩ）。這個現象引發了相當大的關注，因為MCI一般預示著更為險惡的病理狀態——阿茲海默症。

MCI與自由基之間的關係在二〇〇七年，由肯塔基大學的神經科醫師威廉・馬克斯貝里（William Markesbery）發表的報告中有清楚的描述。它顯示出認知功能在阿茲海默症發生之前就已經開始衰退，而且脂肪、蛋白質，甚至細胞核DNA的氧化性損傷程度愈高，心智損傷的程度也愈高。馬克斯貝里明確地指出氧化損傷是一個「為了減緩發病（阿茲海默症）以及疾病進行的治療標的❶。」

這是個什麼樣的概念啊！為了嘗試預防阿茲海默症，而以自由基為治療標的！美國醫學學會發表了多麼令人耳目一新的方法啊！與其只使用幾個針對這個疾病且已順利進行的新藥療法，這裡就有一個應用在大腦健康上的預防醫學模型。

馬克斯貝里接著指出：「結合運用更好的抗氧化劑與藥品以增加調控抵擋氧化的防禦機制，來中和阿茲海默症發病機轉中的氧化成分是必要的。這比較像是使這些神經保護藥劑最佳化，而它們將會被運用在這個疾病的『症狀前期』❷。」最後一句話的意思是指在輕度認知損害期間或甚至在症狀出現之前。換句話說，開始去拯救你的心智以便有一個健康長壽的「老年」，**你永遠都不嫌太年輕**。當我們明白人過了八十五歲或更老時，得到阿茲海默症的風險是令人驚異的五成時，有許多人會明智地認為他們此刻正處於「症狀前期」。

## 口服抗氧化劑

所以，如果我們的大腦組織實際上正被自由基攻擊，那在體內裝滿抗氧化劑有意義嗎？要回答這個問題，讓我們回過頭去看粒腺體。在正常產生能量的過程中，每一個粒腺體每天製造出成千上百的自由基分子，再把它乘以在你大腦內的千萬億個粒腺體，會得到一個無法測度的數字——十的十八次方。因此，你可能會問：一顆維他命E的膠囊或一錠維他命C，在面對這種規模的自由基反擊時會有什麼效果？每天一兩次服用的一兩顆小小的藥丸能夠勝任嗎？

面對自由基時，抗氧化劑會以一對一的反應方式讓自己氧化。因此，一個分子的維他命C會被一個分子的自由基氧化。是的，這中和了自由基，但也了結維他命C的分子。你能夠想像，為了中和在你體內產生如天文數字般的活性氧分子，你每天得吃下多少維他命C和其他的抗氧化劑？

正如你預料的，人體的生理機能發展出它自身的生化功能來因應自由基的野火。

你不但不須完全依賴從外在食物來源衍生的抗氧化物，你的細胞就有根據需求而產生抗氧化酶的天賦能力；當環境訊號告訴細胞核 DNA 去製造時，它就會啟動。很幸運的是，這個內在天生的抗氧化系統要比任何營養補充品強大的多。不論是來自某些異國漿果的果汁，或是來自一種先前未知的叢林植物的萃取物，這些抗氧化劑的補充物都受到化學計量的限制。抗氧化防護的金鑰就在你細胞核的 DNA 裡。現在，就讓我們學習如何啟動這個開關。

## NRF2 蛋白

### Nrf2 蛋白與抗氧化劑

當身體經歷高度的氧化壓力並產生過多的自由基時，同時也會活化細胞核中一種名為 Nrf2 的蛋白質。這是一種非常重要的蛋白，因為它為身體內各式各樣重要的抗氧化物與排毒酵素的製程開啟了一道門，但究竟是什麼活化了 Nrf2 呢？

這就是故事變得更加令人興奮的地方，因為答案是：各種可更改的因子。

范德堡大學的高玲（Dr. Ling Gao）醫師發現二十碳五烯酸（EPA）和二十二碳六烯酸（DHA）這兩種 omega-3 脂肪酸的氧化，會以一種相當顯著的方式活化 Nrf2 路徑。多年來，研究人員注意到在服用魚油的人身上可以發現自由基損傷的水平降低，而魚油正是 EPA 與 DHA 的來源。但這個新的研究釐清了魚油與抗氧化物防護之間的關係，誠如高博士所報告的：「我們的數據支持這個假設，那就是在活體內因 EPA 與 DHA 氧化而形成的化合物……其濃度能夠高到足以誘發以 Nrf2 為基礎的抗氧化物與……排毒防禦系統的形成[3]。」

如同在各種實驗室模型所顯示的，降低熱量（卡路里）也能誘發 Nrf2 的活化。當實驗動物飲食中的熱量降低時，不僅能活得久一點（可能是抗氧化防護提升的結果），而且牠們也變得對各種形式的癌症有很明顯的抵抗力。這一 Nrf2 的屬性，進一步支持了你將在第十四章《啟動你的大腦計畫》中所學到的斷食方案。

在過去這些年，Nrf2 化學已經成為全球醫學研究的焦點。這些研究帶領我們發現各種可以活化與放大特定基因的天然化合物，而這些基因則和各種複雜的保護與支持生命的排毒酵素與抗氧化劑的製作有關。當中包含由薑黃獲取的薑黃素、綠茶萃取物、白藜蘆醇（resveratrol）、蘿蔔硫素（sulphoraphane，由青花菜中取得）以及 omega-3 脂肪酸DHA。藉著活化Nrf2路徑，這些天然物質促進了身體對穀胱甘肽（Glutathione）的生成，而它也許是人體生理中最重要的大腦抗氧化劑。

由Nrf2誘導生成的穀胱甘肽是如此強而有力的抗氧化防護劑，使得它在實驗動物模型中，能夠預防肌萎縮性脊髓側索硬化症（盧伽雷氏症或漸凍病）[4]。

## Nrf2蛋白與發炎

除了抗氧化功能外，活化Nrf2路徑也開啟了產生各式各樣保護性化學物質的基因。這些化學物質可作用在另外兩個至關重要的區域：發炎的降低與排毒，而這也是本章的主題。

乍看之下，發炎這個主題似乎與目前討論的有關增進大腦健康與功能的話題不太相稱。但是，我們都很熟悉發炎反應，因為它和關節炎以及氣喘這類的病徵有關。過去數十年間，已產生了將發炎和各類的神經退化性病況關連在一起的廣泛研究。的確，研究清楚顯示服用非類固醇抗炎止痛劑（NSAIDs）數年的人，對帕金森氏症與阿茲海默症兩者的發生率皆有顯著的降低[5]。

其他研究也顯示，在那些帕金森氏症、阿茲海默症或其他退化性腦疾的患者中，細胞內調控炎症反應的細胞激素有顯著增加，而這些激素是在大腦中會出現的免疫調控因子。

現今最新的科技允許我們運用磁共振掃瞄（MRI）與正子造影掃瞄（PET）影像，來檢視阿茲海默症患者的大腦內，細胞活躍地分泌炎症細胞激素的現象（如下圖）❻。

有了這層了解，我們如今被迫要以全新的眼光來看待發炎。它不僅僅是引起膝痛或腳踝扭傷的原因，它還支撐大腦退化的整個過程。追根究底，大腦內的炎症反應最主要的順流效應是：它是造成損傷而形成 Nrf2 化學路徑無法活化的原因，其結果就是自由基的生成增加。從正面的角度來看，開啟 Nrf2 路徑不僅直接減少自由基生成，另外一個好處就是減低炎症反應，而這又反過來保護大腦免於因炎症反應產生之過多自由基的傷害。你看出來這一正向的循環了嗎？

透過運用自然的物質來降低炎症反應的介入方式，像是使用薑黃，被記載在醫療文獻裡已有兩千年以上。但直到過去這十年，我

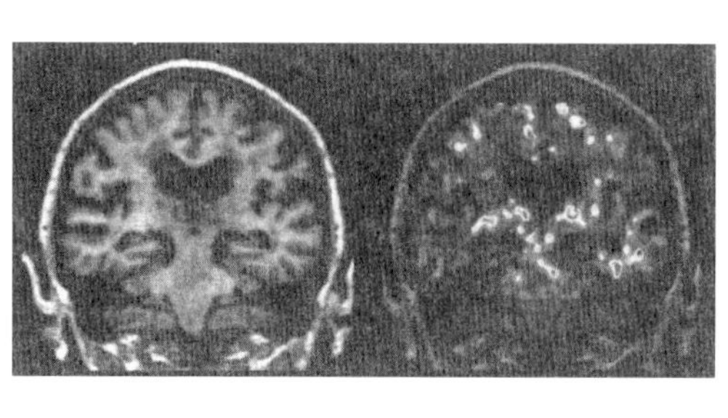

們才開始明白這一錯綜複雜且具說服力的生化作用。這也說明了千百年來，傳統健康照護者熟知且運用它們的原因。說真的，只要我們這個物種仍在這星球上行走，食物的選擇就會一直掌管人類DNA的表現。

## Nrf2蛋白與排毒

Nrf2路徑的第三個且同樣重要的益處是，它活化了特定的基因，使其產生酵素與其他化學物質來分解與排除毒素。也許你會懷疑，為何自己的DNA會含有產生排毒化學物質的密碼。畢竟，難道人類不是在自身歷史較晚期的工業時代才初次暴露在毒素之下的嗎？當然不是！

有些最危險的毒素，例如鉛、砷及鋁，是**自然**地存在於環境之中的。動物和植物也會生成強大的毒素來保護自己。而我們人體的代謝過程也會產生毒素，甚至連呼吸吐出的二氧化碳對我們而言都是有毒的。但很幸運地，它對植物來說卻是不可或缺。植物藉由光合作用將其轉變回氧氣，讓我們能夠呼吸。

藉著這些原因，我們的排毒系統服事我們已有一段久遠的時光。同樣地，我們今天也才剛開始明白像薑黃素這類的自然物質，是如何藉由它們提升基因表現的能力來作為排毒劑的。事實上，薑黃素活化排毒基因的能力，也說明了為什麼它們能夠完全排除實驗動物經過放射性化療之後的損傷效應[7]。

人體產生了令人目不暇給的各種排毒酵素，來排除我們暴露在其中的內在與外在的毒素。而我們的DNA產生的這些排毒酵素，是千百年來為了因應內在的需求，還有老祖宗們遷移到新環境所需的外在保護機制而演化出來的。而千百年來，大部分這些內在防護機制都是慢慢地演變出來的。然而過去這個世紀，人體的生理遭受到各種令人費解的新化學毒素的挑戰，而我們天生的排毒天賦並沒有準備好面對這些東西。

我們彷彿是一部過時的機器，希望在某種程度上，我們的生理結構能夠處理所有毒素空前入侵的狀況。因此我們對身體有著相當多的要求。但好消息是，我們天生擁有一個具備廣大潛能的排毒系統。這是非常重要的考量，因為我們每天所接觸的眾多毒素都對大腦有直接的毒性。

## 穀胱甘肽與排毒

在排毒化學中的一個重要的角色就是穀胱甘肽（Glutathione），它可以和不同種的毒素結合並降低它們的毒性。更重要的是，它是麩胺基硫轉移酵素（glutathione S-transferase）的基體，這是一個將眾多毒素轉換為較易溶於水，而使它們更易排泄掉的酵素。

這一酵素的功能缺陷與許多醫學問題有關連，包括黑色素瘤、糖尿病、氣喘、乳癌、阿茲海默症、青光眼、肺癌、盧伽雷氏症（漸凍病）、帕金森氏症以及偏頭痛等，而這只是少數的一部分。這些缺陷是以一個名為單一核苷多形性（SNPs，發音為snips）的DNA細微變異繼承過來的。如今各個不同的檢驗中心，都有提供一種簡單的血液學檢查，來確定有關麩胺基硫轉移酵素的個人SNPs狀態，以及是否有其他會提高罹病風險的基因變異。

三十年前，湯瑪斯・培瑞（Thomas L. Perry）出版了一篇帕金森氏症患者大腦的事後分析論文，結果顯示患者的穀胱甘肽有顯著的減少[8]。其後的許多研究也證實了這個缺陷，也進一步支持了大腦退化是受損的抗氧化功能之結果的想法。最近有許多的研究指出帕金森氏症和農藥暴露之間有強烈相關性，而此狀況在那些因為有遺傳缺陷，大腦中穀胱甘肽的活力因而降低的個體中會更形加劇。

由於對穀胱甘肽在排毒功能上的角色，以及它作為一個強大的抗氧化劑（下個章節會討論）有認識，使得我們去嘗試任何可能的作法，來維持與提升穀胱甘肽的水平就變得相當合理了。

✣ ✣ ✣ ✣ ✣ ✣

## 大衛：過時的機器

在十六歲時，我開始關注在我們繼承而來的遺傳天賦與有毒環境之間的不相襯，因為現代世界有這樣的特徵。而我寫下的這封信是《邁阿密時報》在四十年前出版的：「在度過三天兩夜的賽布林車賽之後，我發現自己開始懷疑一件事：我們能調整自己去適應未來的環境嗎？也許我們的身體比起僅是短期居留的先人們，更能適應舒適的森林之床與柔軟的沙灘。但我不相信光靠待在山上兩個禮拜或在海灘上度過一個週末，就足以使這個在較不費勁的狀況下演化而來的身體感到滿足。也許下一個世紀的人類，會快速地改變自己來適應罐裝啤酒、混凝土以及驚天動地的噪音。這個世代的每個人，對較能抵抗污染的肺部都有所貢獻。但如今被套牢在這過時機器的人們，又作何感想呢？」

當我回顧當時的文章，發現自己仍然受到幫助別人不被這**過時的機器**所套牢的這種想法挑戰著。以下面這段節錄自《湯森的信——醫師與病人的檔案》期刊中名為「帕金森氏症——新的觀點」的短文為例，我在文中表達了對帕金森氏症患者其肉體機器無法處理與排泄環境毒素的關切。「……由特定基因的缺陷所引起肝臟排毒酵素失能的個體，當他暴露於某種被證實有神經毒性的異生化學物質的環境中，可能會發展成帕金森氏症❾。」幸運的是，現在我們已經有工具可以重新定義基因的不足，並且大大地提升我們面對暴露在眾多毒素下的因應能力。

第十章

# 提高能量生成的尖端療法

在阿茲海默症與帕金森氏症等常見的疾病中，最終會導致大腦喪失神經元，正是因為粒腺體的功能有缺陷，因而造成細胞凋亡（細胞自殺）的過程不幸被活化。到頭來，這些疾病與其他「神經退化性疾病」真的只是同一主題的不同變奏而已。所有這些病症，都是粒腺體功能缺陷的呈現；它會引起自由基生成的增加，並會反過來活化細胞凋亡的過程。這就是為何有許多尖端的神經科學研究中心會積極參與研究如何保護且提升粒腺體功能的原因。這些評估各種介入方式的報告，像是薑黃素和DHA能提升粒腺體功能的臨床有效性研究，現在也定期地出現在主流的醫學期刊上。

因為粒腺體參與能量的製造，所以提升粒腺體來維持生命能量生成的科學就被稱為生物能療法（bioenergetic therapeutics）。在經過主流醫學與所謂的替代療法這麼多年似乎永無止盡的分裂後，這真是一個令人愉悅的悖論。兩者至少在一個統一的概念下達成部分的彌合，也就是都認同能量在健康與長壽的方程式中，扮演根本性的角色。

## 高壓氧：粒腺體功能的關鍵

在第四章中，我們說明了粒腺體從食物來源萃取能量，並貯存在腺核苷三磷酸（ATP）中的化學程序。氧氣則是在此功能中驅動身體內的每個細胞、組織、器官與每個系統的關鍵組成成分。

因為氧對細胞以及所有生命具有維生作用，科學家在一七〇〇年代開始探索運用氧氣作為療癒的工具。在一七九八年，英國醫師湯瑪斯・貝多斯（Thomas Beddoes）成立了氣壓研究中心，提供吸入氧氣的方式治療許多種類的疾病。然而直到一百五十年之後，研究人員才真正明白在密閉且能增壓的環境給與氧氣，方能得到這類療法實質上的好處。

以這樣的形式供給的氧氣稱為高壓氧，它在一九五六年第一次被運用於臨床醫學上，當時在心臟手術後，高壓氧治療（HBOT）便開始有效地併入運用。之後很快地，西方醫學社群發現了HBOT在多樣臨床領域的效果，他們讚美這種新療法的優點，聲明它基於增進粒腺體的功能而能產生效用。

為了研究這個新技術與分享經驗，有各種組織成立了。潛水夫從高壓氧治療（HBOT）得到不少實質益處，因為它緩解了太快由深海上升而導致氮氣蓄積在血液內所造成的傷害。很快地，臨床醫師在一九六七年成立了海底高壓醫學協會，發展出HBOT對多種疾病的治療方針，從放射性傷害、被感染的骨骼到糖尿病引發的皮膚潰瘍都有。

但直到過去這十年，HBOT在提升大腦功能的潛力與深度才開始變得顯而易見。大腦的機能高度仰賴理想的粒腺體功能，在這樣的理解下，實施HBOT治療方案的想法便被許多有前瞻性的神經科學家所採用。而在有壓力的情形下給與維生和能量生成的氧氣，被描述為可能是二十一世紀最強而有力的大腦提升技術[1]。這讓我想起已故的理察・紐鮑爾（Richard Neubauer）博士，他是率先使用高壓氧治療腦部疾患的先驅，他曾在許多場合提到未來的神經學是高壓氧醫學，而未來的高壓氧醫學是神經學。

很顯然，紐鮑爾博士的確有先見之明。從世界各地的研究報告中顯示，大腦對高壓氧療法有積極的回應。患者得到的好處都被記錄下來，包括帕金森氏症、中風、腦性麻痺、多發性硬化症、一氧化碳中毒、創傷性腦損傷以及其他許多的腦部疾病。

HBOT是二十一世紀的尖端醫療技術，然而它同時也提供薩滿在數世紀前發展出來的古老靈性修習完美的互補。再一次強調，高壓氧療法授與粒腺體能力而給與大腦能量，如同腦內的電源開關突然轉向開啟的位置。這就是為什麼我們採用HBOT，並結合特定神經營養素與斷食，來作為密集防護與復元療程中不可缺少的一部分——並且大獲成功。

當粒腺體功能被強化，大腦會立即轉變成為更有領悟力的系統，並在當你投入靈性修習時，為你開啟一道門，使你能從更深層的經驗中獲益。

✣ ✣ ✣ ✣ ✣ ✣

## 阿貝托：二十呎之下

當我年輕時，我經常去潛水。我在加勒比海的海島上（古巴）出生與成長，也時常泡在海裡，因為在水底環境感受不到重量，感覺就像在陸地上非常的舒適。所以當大衛初次邀請我去試試高壓氧艙，我很確定自己在那種受壓的環境下會覺得自在。我知道在1.5大氣壓力（相當於在水面下十七呎）時，細胞會得到比在正常供氧狀況下二十倍的氧氣供應。這是因為血紅素——在血液中的正常氧氣輸送系統很容易飽和，但在1.5大氣壓力下，血漿則成了氧氣的輸送者。

大衛的邀請來的正是時候，因為我正處於巨大的壓力之下。在之前的七個禮拜，我在澳洲、德國與美國的數個城市演講，已經不太能確定自己的身體到底是該睡覺還是該吃東西。然而在高壓氧艙內的感覺，我只能用「一陣清新的氣息」來形容。

HBOT艙是一個壓克力塑膠的管狀物，裡頭有一張狹窄的床。當護士協助我躺上擔架並將我推進艙中，我的腦海突然閃過一個想法，那就是自己好似進入魚缸之中。很快地，嗖的一聲，氧氣注入艙內，伴隨而來的是下降到深處的熟悉感。然而，不像水肺潛水呼吸的是壓縮空氣，在接下來的一個小時我將會呼吸百分之百的純氧，並專心做著深沉且規律的呼吸。即使身體系統因為休息中而不需要許多氧氣，但我只是想確定在大腦內的每個細胞，都盡可能獲得足夠的氧氣。

大衛有豐富的執業經驗，並以他治療罹患退化性腦疾患者的工作獲得國際的讚譽，而我也對探索理想的大腦功能很感興趣。同時，我也知道大衛對於預防工作有強烈的興趣；在他的一群病患中，有罹患阿茲海默症或帕金森氏症的患者，一年實際上會來一次或兩次，來做HBOT（高壓氧治療）當作預防措施。

在幾分鐘之後，我開始練習心智體操。我從不擅長數學，每次要作複雜的算術總是徒勞無功。我腦中的「數學中樞」肯定沒從這豐富的空氣中得到什麼好處。但再經過幾分鐘之後，我注意到自己能夠記起在六歲時家裡的電話號碼和當時的住址，即使已經有許多年沒想過這些事了。長期記憶的回憶似乎很棒，我能想見自己那蟄伏數十年的神經元，在維生的氧氣沖刷之下，又開始放電了。然而，長期的記憶並不會因老化而喪失，會失去的多半是短期的回憶。

我一向對名字的記憶是出了名的糟糕，但絕不會忘記那些人的臉孔，或是他們曾說過的故事。然而在最近所有的旅行中，我為了要分辨出自己在過去那幾個禮拜，在哪些城市見了哪些人，著實吃足了苦頭。所以我開始以城市接著城市，會面接著會面，演講接著演講的方式重建所有旅程，還發現自己能毫不費力地記起他們，細節也相當明晰，甚至連倫敦下雨的氣息都能描繪出來。這開始讓我覺得有意思。

我必須有意識地專注在深度而有規律的呼吸，因為那已充滿氧氣的身體，此時不再需要它來維持生存功能了。接著，我希望能測試情節記憶。情節記憶（Episodic memory）是指回憶起時間、地方以及曾經歷的相關情感。在某種程度上，它就像是回溯旅行，並再度經歷曾經有過的事件。我知道帶著充滿情緒的記憶去做這件事是相當容易的；我想起有許多我的病人每次憶起過往時光，總會想說他們當時要是作法不同就好了。我自己有幾次又何嘗不是如此。當這些充滿情緒的記憶觸手可及時，我選擇定焦在自己的童年。我發現自己能輕易地重溫過去的事件，並憶起當時的情感——當我的狗被車撞到，或是在我五歲時和表哥在海裡游泳，當他大喊「有鯊魚」，自己氣喘吁吁地離開水裡的情景。

然而在童年的一段時期，大約是八到十歲之間，我卻只有些許記憶。因為我在大多數的時間裡都有清明的回憶，我不由自主地懷疑自己必定是受過某種創傷，而使得頭腦對於那些年的記憶被阻斷。我當下決定要試著去撬開這扇深鎖在潛意識裡的記憶之門，並感覺到自己的心猛然地跳了起來。

我回想起祖母並想像和她在一起。祖母總是在家中屹立不搖，即使是在古巴革命那段動盪的時期，當街上有巷戰或有許多家庭流血傷亡也是如此。令我訝異的是，很快地，我感覺淚水滑下臉頰，憶起自己在兒時因為擔心軍人隨時會抓走我的父母而感受到的恐懼。然而此刻的我以成人的眼光見證那一切，看見一個受驚的小孩坐在祖母腿上。我們兩人都在那兒，我溫柔地對小男孩說，他不會有事的，不會有事情發生在他或他摯愛的人身上了。

在我的 HBOT 個案結束後，我向大衛提起在富氧的大氣中，保持警醒以及**深呼吸**對我而言有多麼重要。如果只是像大多數患者一邊看電影或睡覺，那會降低吸入身體系統的氧氣量。而我也決定在下一個個案中，在純氧的影響下嘗試更為複雜的工作。

✣ ✣ ✣ ✣ ✣ ✣

## 穀胱甘肽：粒腺體的甘露（Manna，嗎哪：指神所賜予可食的物質）

讓我們再次呼喊讚頌穀胱甘肽，它除了在排毒作用中扮演重要的角色外，也被稱為人體生理的「抗氧化大師」。它是如此重要，以致於科學家經常測量細胞中穀胱甘肽的水平，來作為細胞健康的總體指標。而它最重要的力量莫過於保護我們的大腦了。雖然大腦的質量只占人體體重的百分之二，但在休息狀態時，它消耗了高達百分之二十的身體熱量。這種不成比例的高代謝水平以及製造自由基這種副產品，則陷大腦於極大的風險之中。

包括蛋白質、DNA與脂肪在內，沒有一種組織可以免於受自由基損傷的風險。脂肪是特別需要關注的，因為它不僅是占人體大腦淨重百分之七十的組成成分，也是最容易受到自由基損傷的物質。脂肪實際上是一種細緻的化學物質，而且當它被自由基破壞時，基本上會酸臭掉。在大腦內，這被解讀為功能上的損害，會限制神經元彼此連繫的能力。

正如我們之前提過的，自由基損傷是所有退化性腦疾的起因，包括阿茲海默症、帕金森氏症、肌萎縮性脊髓側索硬化症（漸凍病或盧伽雷氏症）、多發性硬化症，甚至是一般的大腦老化。

此外，自由基的危險有兩個方面。首先是之前提過的，這些反應性化學物質會直接修改它們所攻擊的各種組織，使得這些組織無法適切地運作。其次是，自由基的作用引發細胞凋亡，細胞藉此解開DNA編碼的指示進行自殺動作。因此，穀胱甘肽所提供的抗氧化防護絕對稱得上是中心舞台。

穀胱甘肽不僅是強大的抗氧化物，它也會產生另一種重要的大腦抗氧化物：維他命C。它可為大腦重新充滿有力的脂溶性$\alpha$-生育酚，也就是維生素E家族的一員。

穀胱甘肽因其和眾多其他與健康有關的化學物質以及維他命的關連，而成為舉世大腦研究者的主要焦點。

✣ ✣ ✣ ✣ ✣ ✣

## 大衛：我對穀胱甘肽的介紹

演講者聲稱：「纖維肌痛（fibromyalgia）本質上是粒腺體功能的失調，這解釋了為何這些患者的身體是倦怠的而心智是困惑的。因為粒腺體的工作跟不上速度，同時軟組織也堆積了過多代謝的有毒副產物，因而說明了疼痛的成因。」

這是我早在一九九七年參加一場演講時聽到的說法，而這是為了針對當時已經很普遍的醫療狀況，提供替代性的醫療方案所舉辦的演講。

不幸的是，當時有許多罹患這種病痛的患者，主流醫學卻乾脆拒絕承認它的存在。當標準的實驗室檢測找不出任何異常的證據，主要的照護醫師就傾向於歸結問題的發生「全都在腦袋裡」（指病人想太多）。

在普遍的情況下，只有在藥廠研發出某種治療它的用藥時，「現代醫學」才會把纖維肌痛認定是一種真實的醫療狀況。而現在的醫師運筆如神，似乎只要開了一張處方，藥品就好像會自動從櫃子上飛出來似的。

粒腺體功能上的問題，在纖維肌痛上卻扮演著重要的角色；這樣的想法在多年之後，至少對某些比較開明的醫師而言，仍維持著一定的牽引力。因為他們所關注的是治療疾病的根本原因，而不僅是著眼於症狀處理。

在這個演講後不久，我回到位處那不勒斯的辦公室，並開始重新評估自己對纖維肌痛的處置方法。非常湊巧地，那時的我正在檢視研究各種被設想出來增進粒腺體功能的技術，並將注意力轉到穀胱甘肽身上。它是在體內正常產生的化學物質，用來保護粒腺體以及維持它們的功能。我的研究顯示穀胱甘肽可以經由靜脈給與，並且被證實可用在乙醯胺基（acetaminophen）過量的緊急治療上。我很快地找到一個供應商，過了沒多久，就開始用注射穀胱甘肽的方式來治療我們人數日漸增多的纖維肌痛患者，而通常都有立即與顯著的成效❷。

在一個九月的下午，我有一個機會為一位不幸的病人做評估，他不僅有較晚期的纖維肌痛，同時也得了帕金森氏症。後者嚴重影響到他行走的能力，到了必須用輪椅代步的程度。我們進展到對他使用新發展的纖維肌痛療法，並在他的靜脈中注射穀胱甘肽。

接下來發生的事永遠改變了我的醫療執業生涯。在注射過後大約二十分鐘，這位患者就從輪椅上站了起來，並開始在診間四處走動。我和診所的工作同仁，全都驚奇地瞪大眼睛。直到我們注意到他妻子臉上氾濫的淚水，就在那時，我們也全都哭成了一團。

我的腦筋轉得飛快，到底發生了什麼事？然後就浮現：帕金森氏症本質上是粒腺體的失調，這是我們所熟知的事實。因此用穀胱甘肽來治療，是正中這個疾病根本原因的靶心。正如在那之後的多年以來，我在許多演講中都會說：「我們處理火，並不只是煙而已。」

路易斯・巴斯德（Louis Pasteur）曾經說過：「機會是留給準備好的人」，而我打從心底一直感念與這位病人的機遇。因為我的頭腦深陷在粒腺體的生化科學當中，正「準備好」要連結這兩個看似完全不同的謎團區塊。

很快地，我為前人的研究揭密並顯示如下：「除了帕金森氏症是粒腺體失調的真相之外，實際上，事後分析也證實帕金森氏症患者的大腦是缺乏穀胱甘肽的！再者，有義大利的研究人員在一年前，在報告中就指出接受靜脈注射穀胱甘肽的帕金森氏症患者，表現出持久而顯著的改善。這些研究者報告『所有的病人在穀胱甘肽療法之後有明顯的改善，失能的狀況減少百分之四十二……療效持續了二至四個月……穀胱甘肽有症狀療效並且很可能延緩了疾病的進行』。」可是，或許因為它不是一個可取得專利權的藥物，沒有人從成千上萬每天在治療帕金森氏症患者的神經科醫師那兒得知這件事❸。

在這個最初的領會之後，我開始積極使用這個新方法治療我的帕金森氏症患者——且持續獲得成功。我也在國內各地介紹給同僚的不同演講中，合併運用引人注目的錄影實例，說明帕金森氏症患者在穀胱甘肽療法術前與術後的情況——這些同僚都有著互補開放的想法，而我們也獲得他們帶著接納態度的廣大迴響。

有趣的是，這些年來好幾次有主流的神經科醫師，指控我雇用演員在所謂穀胱甘肽的治療中假扮病人。這些挑戰總會將比利時的諾貝爾文學獎得主莫里斯・梅特林克（Maurice Maeterlinck）那些明智的話語帶進我的腦海裡：「在通往未來的道路上的每個十字路口，每個不斷進取的精神，總會面臨諸多被任命前來固守過去的人們的敵對與反抗。」

隨後經過了幾年，環繞著穀胱甘肽的科學研究突然增加，而我們也開始把這有力的天然物質併入大部分的治療步驟中，從抵抗普通感冒到治療多發性硬化症，或是保護接受化療的癌症患者免於遭受神經損傷。而撰寫這篇文章的我，也訓練了美國境內數千名的醫師，運用我們投予穀胱甘肽的簡易治療方案。

✣ ✣ ✣ ✣ ✣ ✣

## 穀胱甘肽：不只是抗氧化劑

除了至關重要的抗氧化功能之外，穀胱甘肽也執行各式各樣其他的維生機能。英屬哥倫比亞大學的神經生物學家克里斯多佛・蕭（Christopher Shaw）在他的文集《神經系統中的穀胱甘肽》裡指出：「這些反應中有許多對細胞的生存是要緊的……有一個假設（由放射治療師約翰・霍爾特提出）甚至認為穀胱甘肽和生命的起源有關。而後者的觀點，雖然比較像是反映了科學上的誇飾說法，但也不能因此低估了這一分子在活體細胞生化學至關重要的地位❹。」這些機能包括DNA的合成、保護與修復；蛋白質的合成；胺基酸的運送；毒素與致癌物的代謝；免疫的強化；酵素的活化，以及排除有損害性的重金屬。

穀胱甘肽對大腦健康的意義是如此重大，而對粒腺體功能的重要性就不令人訝異了。作為細胞能量與自由基的來源，粒腺體極度依賴穀胱甘肽以維持它們的健康。事實上，科學家藉由測量在粒腺體內穀胱甘肽的水平，來當作它們的活力指標。

即使粒腺體依賴穀胱甘肽，粒腺體卻缺乏合成此一維生分子的能力，因此必須從它們所歸屬的細胞內獲取。人體內有許多種細胞能夠製造穀胱甘肽，但大部分是在肝臟內製造並運送到身體各處，甚至能跨過腦血管障壁進入腦中。

腦血管障壁是大腦的安檢點。它允許營養素與其他正面因子進入大腦這個庇護所內，而防止有潛在損傷性的化學物質與病源進入。當肝臟生產的穀胱甘肽靠近腦血管障壁，當然是獲得熱烈歡迎。如今新的研究顯示，有一特定族群的腦細胞叫做星形膠質細胞（astrocytes）——以其像星星一樣的外觀得名——實際上是能在腦內自行製造穀胱甘肽的。

## 增加穀胱甘肽的水平

穀胱甘肽不像蛋白質是由成千上萬的胺基酸組件所構成，它僅由半胱氨酸、麩胺酸及甘氨酸三者構成（也就是說它是一種三胜肽），是三者典雅古樸的顯化。

為了增進身體製造更多穀胱甘肽的能力，研究人員發展出新方法來經由口服供應穀胱甘肽的胺基酸前驅物質。很不幸地，大部分並未成功，因為從腸道吸收的極為有限，而且大多數的穀胱甘肽在有機會被吸收之前，就已經在胃中被分解了。

然而，有一種形式的半胱胺酸：N-乙醯半胱氨酸（NAC）以及硫辛酸（α-lipoic acid），的確顯現出某些潛力。這兩種補充品都是可在健康食品店取得的非處方製劑。

面臨相對不足的口服胺基酸前驅物或口服穀胱甘肽，為了增加在細胞層次的穀胱甘肽，科學家開拓了其他的康莊大道來完成這件差事。在二〇〇二年，約翰霍普金斯大學彭博公共衛生學院的研究人員，由希亞姆・畢斯沃爾（Shyam Biswal）博士領軍，發現他們稱之為基因的「主控調節器」參與了排毒的過程，亦即Nrf2系統。他們發現開啟此一遺傳因子，會大大地提高人體內抗氧化物、抗發炎與排毒化學物質的產量，穀胱甘肽則是在這些化學物質中藉著刺激Nrf2路徑而增加最明顯的。畢斯沃爾博士在他的研究中發現一個增加穀胱甘肽全然不同的方法。他發現了金鑰匙，那把開啟了基因製造穀胱甘肽能力的開關。

我們再回到這個細胞機能上。研究人員也學習到調節Nrf2路徑的是什麼，並辨認出活化它的特定自然物質。很快地，他們確認植物源營養素（稱之為植物營養素）會活化Nrf2路徑，而此一路徑會轉而在細胞層次造成穀胱甘肽的生成。

這些植物營養素包含薑黃素（curcumin）、綠茶萃取物、紫檀芪以及蘿蔔硫素（Sulforaphane）——一種在青花菜中發現的化學物質，也是最有力的催化劑。此一發現說明了所謂的青花菜效應，就是藉著吃青花菜刺激Nrf2路徑，來協助保護暴露在致癌物下的身體。蘿蔔硫素是Nrf2催化劑的一個關鍵成分，也是最被廣為研究的Nrf2路徑的催化劑之一，而且是可以口服的營養補充品。紫檀芪（pterostilbene）可在藍莓中發現，這也是為什麼藍莓因其有力的抗氧化特性，長久以來被吹捧為重要的膳食添加物。

紫檀芪與另一個較為熟悉與普遍的補充品白藜蘆醇（resveratrol）有化學性關連，但在許多關鍵途徑上，紫檀芪比白藜蘆醇更有效力。它就像蘿蔔硫素與薑黃素，能提高主要抗氧化物的生成，對於保護細胞免於自由基的損傷是至關重要的，而最重要的抗氧化物則是穀胱甘肽。此外，紫檀芪在各種動物實驗模型中也顯現出強大的抗癌能力。

藉由植物營養素活化的 Nrf2 路徑是強而有力的，而且對人體健康有重要的意義。研究顯示掌控各種促進健康的基因，其開關就是被這路徑所瞄準。而且在被適當的植物營養素刺激之後，會保持在「開」的位置長達二十四小時之久[5]。

這代表特定的植物營養素瞄準 Nrf2 路徑是一個有效的方式，藉此你能個別指揮體內維生基因的表現。再者，因為這些基因代碼是用來增加穀胱甘肽，所以它們的活化可幫助保護與保存你的大腦甚至增強它的機能。

✣ ✣ ✣ ✣ ✣ ✣

# 阿貝托：深潛——第二章

在第二次的HBOT個案，我決定在富含氧氣的大氣環境內，帶著自己的大腦再進行一次試駕。我先接受了兩公克穀胱甘肽的靜脈注射，當我感覺艙內壓力逐漸升高時，就提醒自己要深呼吸。我知道呼吸是由血中二氧化碳的濃度調節的，而在艙內高度含氧的環境裡，體內會覺得不太需要呼吸得太深，但我想盡可能地把更多氧氣吸進身體系統裡。

我為自己設定的任務，是想出我正在寫的新書《印加大夢》（編注：中文版於二〇〇八年發行）的大綱。我是在和賀氏書屋（Hay House）出版社社長杯鯱交錯時自願承諾寫這本書的，而他寄給我一份雙方都不知道我將會寫些什麼的合約書。我對本書唯一的想法是因為實踐了勇氣，使得薩滿能將他們夢想的世界顯化出來的概念。開始寫一本書之前先有大綱是很重要的，不然就只能在編輯與改寫時去找出你想講的內容；這就好比開始蓋房子之前要先有一個建築計畫才是明智的一樣。雖然我對自己想說些什麼有某種感受，但對於要如何把它付諸實現卻是毫無頭緒。我在幾年前寫過一本名為《未來的心靈》（Futuremind）的書，就已經嘗試過用錯誤的方式進行。也因為如此，這個企劃案似乎沒完沒了，而被一位朋友戲稱為「無關緊要（Nevermind）」，最後那本書也從未出版。

在進入HBOT個案大約二十五分鐘之後，我開始有種廣闊的清晰感，此時的我喚起自己預設的工作。頃刻之間，我開始逐字逐句地「看著」書中的章節內容在我面前成形，但我的眼睛始終是閉著的，卻還能夠讀出每章的標題並且瀏覽它的內容。那時我想起生平另外僅有一次的這種視覺經驗是在高中時，我和幾位朋友吸著大麻，突然能夠看見我們正在聽的音樂的音符呈現在我面前。但這一次我完全能夠掌控自己，並且只有「看見」章節的抬頭在面前的覺知，而它們只出現一次。

我想起我曾經讀過莫札特如何一次編寫完整首鋼琴奏鳴曲，以及他認為自己寫得不夠快的抱怨。事實上，在他成人生活的每一年所編寫的曲目，遠比披頭四的整個音樂生涯還多。我清楚知道自己不是莫札特，然而在書本完成後，當我逐頁翻看手稿中那熟悉的題材時，這些思緒仍不時閃過我的腦海，讓我不由得發出會心的微笑。

很顯然，有大量關於要寫些什麼的想法進到我的腦海裡。也許是我的頭腦從潛意識中計畫好的內容裡獲取訊息，但某部分的我仍忍不住懷疑自己，並沒有像很多薩滿聲稱他們會做的那樣：「步出常規的時間」，從未來找到已經完成的書並將它帶回此刻。有可能是我進入了某種相對的時空，來獲取等候著我的命運嗎？如果真是這樣，我有可能可以找到自己未來療癒的狀態，甚至為我的個案找到他們長壽且免於病痛的生活嗎？

我很想去敲這個塑膠艙的艙壁，並請求護士給我紙筆寫下來，以免自己會忘記任何跟這本書的大綱有關的細節。然而並無此需要，因為不論什麼時候，我都可以在自己的覺知中喚起整本書的內容，而不單單是書面文字而已。在其中還摻雜了感受、色彩、紋理與香氣，就好像我親眼目睹文字的時候，還帶出了所有的感覺似的。正如我們在第二章讀到的，這被稱為「共感」或感官的聯覺，經常在「雨人天才」（Savants）的身上展現出來。經由穀胱甘肽所提供的自由基「汙泥」的深度清理，連帶豐富的氧氣，必定使得我的大腦獲得某種過去從來都不曉得的協同作用。

我一走出 HBOT 艙就寫下全書的大綱，以防萬一。四個月之後，我拿著完成的書交給我的出版社。這是比起那天在 HBOT 艙內「看見」的手稿更好且改進過的版本。

如今，我定期接受穀胱甘肽靜脈注射，因為我有單一核苷酸多型性（SNPs），這代表我有酵素（超氧化物歧化酶或簡稱 SOD）製造的不完全，而它可保護粒腺體、DNA 和蛋白質免於受到自由基的損傷。不過比起「看見」一本書的內容更重要的是，經由靜脈注射的穀胱甘肽使我從極為巨大的壓力下獲得舒緩，我的頭腦不再因那些曾經干擾我的活動而心煩意亂。如果餐廳裡為我服務的侍者態度粗魯，也不會毀了我的午餐；縱使在我前方的駕駛行為魯莽，我也不再因此而懊惱。我發覺自己變得比較不會任憑本能被動地反應。以前，這些狀況可能會使我的覺察遲鈍，還會引發夾雜情緒的反應。

✣ ✣ ✣ ✣ ✣ ✣

## 大衛：穀胱甘肽對健康的廣泛作用

穀胱甘肽的功能是作為抗氧化劑、排毒劑以及壓抑重金屬活性的螯合劑，同時還有能力重建重要的維他命如C和E。這也是我們蒲氏健康中心為患者進行靜脈注射給與穀胱甘肽的療法十多年的理由。它就像粒腺體的甘露，不但增強它的機能，也保護它不受能量生產過程中副產物的傷害。也因為有無數的疾病特徵是起源於粒腺體的失能，所以你很難界定什麼狀況下該限制使用這個天然物質。正如前述所言，我訓練了上千位醫師從事靜脈注射投予穀胱甘肽，有許多是美國醫學進步學院（ACAM）的會員。會員醫師們都登錄在官方網頁（www.acam.org），你可用郵遞區號查詢他們。

經由靜脈注射穀胱甘肽可帶來粒腺體機能的立即改善，而開啟粒腺體的機能對於症狀上的益處，不僅對罹病的患者而言是神奇的，甚至對那些運用同一療法並結合靜心練習的人也是如此。

結合口服營養補充品來提升穀胱甘肽的生成，以及經由靜脈注射穀胱甘肽加上高壓氧兩者，為用來提振粒腺體的生命能量生成潛能的療法設計，提供了無與倫比的水準。我們在二〇〇八年首次開展**啟動你的大腦密集療程**，學員參與了為期一週密集的薩滿能量靜心練習。除了這些技巧以外，每一位學員每天都接受一次高壓氧療法與穀胱甘肽的注射，當時我們對於即將經驗到的結果並沒有完全的準備。

✣ ✣ ✣ ✣ ✣ ✣

## 從憂鬱的迴旋中脫身

**拜倫**是一位成功的企業家，也是食品連鎖店的所有人，他因為覺得自己筋疲力竭而來參加我們的**啟動你的大腦密集療程**。他會這樣並不奇怪，因為他每天是用十二杯咖啡加上安非他命來提神過日子，然後到了晚上則用煩寧（Valium，一種安眠藥），以及偶爾加上自娛劑量的羥考酮（Oxycodone，一種鴉片的衍生物）來擺平自己。換句話說，拜倫將他的雙腳同時踩在煞車和油門上。日常的興奮劑與鎮靜劑的雞尾酒配方，雖然能暫時讓他繼續進行那些不得不承接的累人行程，然而最終卻使得他的神經系統進入憂鬱的迴旋當中。

拜倫就像我們看過的許多人一樣，試圖使用藥物或毒品，想要矯正自己大腦的不平衡，以及彌補因粒腺體失能而無法產生的生命能量。

我們要做的第一件事，就是幫助拜倫的大腦與神經系統排毒。他所服用的藥物都在肝臟被分解，而穀胱甘肽不僅大部分在肝臟生成，也是最主要的肝臟排毒劑。我們知道必須讓他的肝臟回到線上作業，才能夠幫助身體的其他部分清除毒素。

阿貝托和他的工作同仁開始給與拜倫能量醫學治療，清理他身體的能量中心並使它們回復與能量系統的連貫性。他每天最多接受四個療程，包括按摩、針灸以及薩滿能量療癒（如果需要更多有關薩滿能量療癒的細節說明，請參考阿貝托•維洛多的《印加能量療法》一書）。

阿貝托的工作同仁最初的焦點，是運用薩滿能量醫學的技巧促使拜倫的 HPA 軸平靜下來，以確保拜倫不會持續以非戰即逃的模式來運作。他的 HPA 軸是如此地遭受損傷，以致於讓他活在麻痺的狀態裡，這是當一個人既不能戰也無法逃的慣常反應。

在這個密集療程的第三天之後，拜倫報告說他覺得自己比之前更虛弱而且無法下床，因此錯過了兩次上午的個案。阿貝托和我（大衛）兩個人都認為他排毒速度太快，導致身體系統無法承受。因為身體本身的排毒途徑與系統早已超載，要降低他大腦與神經系統的有毒負載，就必須提供支撐的療法。我們安排了淋巴按摩來協助清理他的身體系統，給與新鮮的有機蔬果汁，並要求他在那天把剩餘的時間都用來休息。

隔天早上，他走進辦公室告訴我們，這是他多年來第一次可以不靠藥物睡著。他看起來有充分休息並帶著喜悅的心情，而我們會面的時候，始終籠罩著他的烏雲似乎也被撥開了。

如今拜倫已經找回部分的體力，而身體也能夠自然地排毒。阿貝托和他的工作同仁這時才能真正地進入深度的能量醫療，我們的意圖是清理他的能量場上導致他濫用藥物的創傷。

我們在拜倫接受過 HBOT 療程之後，在他能量充沛飽滿時開始我們的個案。在一個個案之後，他告訴我們關於父親帶有酒癮並且經常對他情感虐待的故事，以及從十到十二歲期間，那些日常的虐待事件是如何銘刻在他的身上。當我們清理他能量場上的印記（我們並不融入故事的戲碼中，因為在薩滿能量療癒中那是不重要的）之後，他便開始感到內在的平和。

在此密集療程的最後一天，他告訴阿貝托自己已經發現生命的感召了：他來到這裡不只是為了擁有食品店，而是為了提供人們真正而有活力的食物。於是，他帶著這個在**啟動你的大腦密集療程**中所獲得的新方向與意義離開。

三年後，拜倫已不再碰任何毒品，並報告說他的頭腦清楚，原先的迷霧也已散盡，而且無須依靠任何藥物的幫助就能入眠。此外，他還運用了即將在第十三章《薩滿的修習》談到的冥想練習，來維持與支持自己迎向嶄新且開明的生活。就專業上來說，他現在擁有一間非常受歡迎的餐廳，為他的顧客供應健康、有益的餐點。

第十一章

# 薩滿的恩賜

薩滿們認為世界是因我們的感知，而呈現它因應而生且看似真實的樣貌；而我們所感知的任何事都是自身內在版圖的反映，再伴隨著我們的文化，就構成了有關實相的本質。這些版圖都存放在薩滿們所知的光體（Light Body）內，而科學家稱之為大腦內的神經網絡。薩滿們知道如果他們想改變外在的世界，就必須先開始改變自己內在的版圖，而這可藉由療癒因疾病與創傷在光體上形成的印記來達成。他們相信光體是創造健康或疾病的藍圖，但這塊藍圖的涵義究竟有多深呢？

生物學家現在只能辨認出關於人體構成蛋白的 n-DNA 密碼的百分之五，其他的百分之九十五則被視為「垃圾

DNA」，因為它們沒有編碼。但如果這其他的百分之九十五，是代表目前我們並未從中選擇之遺傳可能性的「圖書館藏書架」呢？我們有可能憑著調整基因的表現，來治療疾病與保持健康嗎？如果我們可以藉由療癒光體來辦到上述這件事呢？

當我們療癒自己的光體，就能夠獲取可被全體人類運用的知識。而這樣做，我們得以用一種想像不到的方式與生物圈接軌，來提升可供我們運用之自然訊息的品質，並且將它安裝到一直存在我們大腦內的硬體中。

## 大圓滿

苯教（Bön）是西藏古老的原住民精神傳統。據說苯教導師的傳承是在大約一萬八千年前由敦巴辛饒（Tönpa Shenrab）所創立，比佛教早了數千年。敦巴辛饒出生於皇室的家族，根據傳說，他離開舒適優渥的皇宮並行腳到岡底斯山，並在那兒靜心且得到證悟。即使在今日，苯教的信徒依然敢在大自然中斷食與祈禱，以便能夠療癒自己的光體，並對頭腦與意識的運作獲得更大的了解。

苯教的主要教導稱為卓千（Dzogchen）或大圓滿，它認為一旦你使用特定的修習療癒自己的光體，你甚至能自肉身的死亡中存活下來。

在第七世紀期間，隨著佛教引進西藏（圖博）之後，雖然苯教到現今仍維持薩滿的傳統，卻在當時失去了皇室家族的青睞。然而在一九八七年，達賴喇嘛（是大圓滿法的大師之一）承認苯教是藏傳佛教的五大派別之一，並禁止歧視苯教的修行者。

大圓滿的修習，培育了一個不受創傷與疾病的印記影響的光體。這就是所謂的在自然、原始狀態下不受制約的頭腦。在這樣的狀態下，靜心會自然發生而且充滿日常的活動中，你不再需要到原始的洞窟或寺院避靜，來求取內在的平和與喜悅。

當你的光體療癒，本然的頭腦自行生成，你將開始獲得內在的平和並渾身散發泰然自若的氛圍。而當你變得愈開明，你的身體也變得愈透亮。人們將會注意到，再也沒有象徵性的烏雲籠罩著你，或字面上陰沉的心境圍繞著你。相反地，你的存在將散發出嶄新的光芒。

## 最早的薩滿傳統

西藏依偎在險峻的喜馬拉雅山脈旁，並且大部分受其保護，免於數世紀以來包圍劫掠大部分亞洲地區的軍隊所侵襲。然而就在西藏之外，位於伊拉克庫爾德斯坦境內的香迪爾（Shandiar）洞窟的儀式埋葬地點，我們發現了薩滿意識曙光的最早證據。來自哥倫比亞大學的考古學家拉爾夫・索雷基（Ralph Solecki）和他的團隊從那兒發掘出一處完整的尼安德塔人埋葬地點，他們推估可回溯至西元前八萬年左右。一般認知的尼安德塔人是原始、兇暴的生物，而這遺跡裡的發現卻與之相左。他們確實建造了細緻的葬坑，說明了他們意識到有來生這件事。人們也相信薩滿在此處照顧過生病與受傷的人，並用花或藥草處方照護他們。花粉的樣本顯示他們會運用藥用植物，包括蓍草、艾菊、葡萄風信子與蜀葵等等。

許多我們現在視為理所當然的技巧一度被認為是神祕的，而因此受到一般大眾的敬畏。如果我們不用手指與腳趾就能從一數到二十或能夠乘除，就會被認為是有天賦的。最早的計數證據，來自於人類學家卡雷爾・伯索隆（Karel Absolon）於一九三七年在捷克發現的一根可回推至三萬年前狼的腿骨 ❶。在它上面被刻了五十五條刮痕，而第二十五與二十六條是較深的溝紋，也許是標注村落內女人流血週期之間的時間。薩滿不但是治療者與掌管生死的禮法家，也是天文學家與數學家。我們所有最古老的證據顯示，瞭解 $\pi$（3.1416）這個常數值的社會，是來自於基沙（Giza）的大金字塔。這些金字塔大約建造於西元前二千五百年左右，金字塔基座周長是 1760 腕尺，高度是 280 腕尺；我們得到一個 1760：280 的比率，而這比率與圓周率（π）乘以二相等。這和其它有關前額葉皮質覺醒的歷史標記相吻合，其中也包含了字母的發現。最早被寫下來的文字是 π 的值，而這事件在大金字塔完成六百年後就沒再發生。

前額葉皮質讓某些人能了解時間的本質並預測日、月蝕與春、秋分，這對較未開化的人來說，都同樣展現出一種令人印象深刻的預知能力。像是多貢薩滿的早期天文學家，都是將神與天體聯想在一起的宗教團體成員，或甚至把這些天體視為眾神。馬雅手抄本是以象形文字系統寫成的，包含用來計算月亮週期與春、秋分進行的詳細表格。最準確的是古老馬雅星象學者預測太陽通過銀河運行的橢圓形路徑，將會在二〇一二年冬至與銀河的赤道排成一直線，現代的天文學家已確認這個事件每隔二萬六千年才會發生一次（馬雅人相信這個宇宙事件意謂著世界的轉換而非毀滅）。然而，當西方科學幾乎全面將目光轉向外在世界，研究行星的運動、宇宙的起源與物種的演化時，睿智的賢人則同時將目光轉向內在，研究頭腦的本質與意識本身。

## 永恆的意識

薩滿們發現一旦我們的光體能夠免於創傷，我們就能夠精鍊我們的意識到可辨識出未來有利或危險的事件。發展出這種潛在技巧的人，能夠引導獵人到水牛隔天會吃草的地方，也能夠預警村人即將靠近的海嘯，以及帶領漁夫到漁獲所在之處——這使得他們在同輩之間享有較高的智者地位。懷疑論者大篇幅地想要揭穿這些預知能力，但有充分的證據顯示它們是真實的。

最有名的例子發生在一八〇〇年代，有一個薩滿預見對其人民有益的機會。當時美國政府要把歐塞奇族（Osage）印地安人，從他們的傳統狩獵領域遷移到密蘇里州，族中的聖人引導他們安頓在奧克拉荷馬州境內，一處主要由岩石遍布的草地與貧瘠的丘陵構成的土地上，而這塊棲居所原是歐洲移民不想要的。然而，歐塞奇智者向他的人民保證，如果他們落腳在這裡，這片土地將會護佑他們世世代代。

使這片土地不受歡迎的原因之一是，有一種又黏又黑的物質從石塊與有毒的泉水之間滲出來。直到後來才發現，歐塞奇人定居在北美洲石油與天然氣存量最豐富的土地之一。邁可・瓦利斯（Michael Wallis）在他的《油人：法蘭克菲利普與菲利普石油公司誕生的故事》書中敘述這段傳說：「一位有靈視的人說，他像夏日的天空那樣清晰般地看見舊有生活方式的逝去。他看見有更多白人來到的景象，甚至可以描繪出宛如鐵水牛一般吸食和吼叫的奇怪機器。」

由於這些智者的靈視願景，使得在奧克拉荷馬州歐塞奇郡的歐塞奇人，成為美國最富有的社群之一。由歐塞奇族的經驗可證實，當我們信賴自己的直覺，並正確解讀自然顯現給我們的朕兆時，有些極為細膩的發現就會發生。薩滿的修習（加上最理想的大腦機能）為直覺的發展做出貢獻；而在歐塞奇人的案例中，則轉譯成巨大的財富。

## 光體

和環境交換訊息有許多種方式。其中有些只不過需要吃可食用的植物或喝上一口泉水、深深吸入一口新鮮的空氣，或是沐浴在陽光中。我們如今明白吃一口成熟的新鮮水果，就可供應細胞與組織燃料，同時也提供當地環境的訊息；而從純淨的小河中喝水不僅解渴，也告訴我們的身體有關生態系的訊息。

這種與生物圈的溝通交流，也發生在你代謝吃進肚子裡的食物的時候。舉例來說，在西方世界，我們會認為麵包不過是熱量的來源。但實際上，食物同時也為身體帶來訊息。你吃下由一束麥子搓揉烘焙而成的麵包，就帶著它所接受的降雨量、它被培育得有多好，甚至有收割它的雙手所形成的生物記憶。

植物和動物性的食物不只是熱量或燃料而已，它們也能和你的基因溝通訊息。營養基因體學（nutrigenomics）這個新領域，就是在檢視食物如何將有關你周遭環境的訊息傳達給你的細胞。這項新科學最早的基礎是來自我們的基因，雖然在過去這一萬年來並沒多大的變化，但我們的飲食內容卻有顯著的改變。因此，不同的飲食造成不同的基因表現模式，而這導致不同的蛋白質被製造出來，以及能量代謝方式的改變。舉個例子，在歐洲的征服者到來之前，美洲只有一種像淡啤酒式的發酵飲料，而像威士忌式的酒精飲品則完全不為人知。這解釋了為何有許多原住民體內缺乏負責代謝酒精的乙醛脫氫酶（aldehyde dehydrogenase），也說明了美國印地安人社群之間對酒精的耐受度很低的原因。另一種類似的情形是，大部分比例的歐洲人居住在牧場普及的地方，因而發展出能讓他們消化乳糖的基因，而在世界其他地方的人們，則仍有乳糖不耐的狀態。

在數千年的發展過程中，由生物圈而來的信號——從空氣、水、陽光與食物——使得物種能夠適應環境中相對較慢的變化。看看在水裡游泳的鴨子，我們能夠明白為何牠們的雙腳有蹼。觀察長頸鹿吃著長在高樹上的葉子，可解釋這物種為何有長脖子。但為何人類會有這麼大的腦呢？

當蠻力、大肌肉、速度和尖牙利齒在這麼多物種上有極佳的表現，為何大自然卻選擇了智能與意識呢？恐龍並不是因為牠們的小腦袋而消失。牠們適應得極為良好，一點也沒有割讓牠們主宰的陸地與天空給其他物種的跡象。

人們普遍假設恐龍是因外太空來的災難而滅絕——一個巨大的隕石撞擊地球——發生在六千五百萬年前白堊紀末期，且使得地表上的大型生物完全被消滅。哺乳類動物之所以能存活是因其體型小而非其智能，或是擁有較大的大腦對身體的重量比。事實上，在超過十億年恐龍統治的時期，大多數不比一隻老鼠大的小型哺乳動物，一直和這些大型爬蟲類生活在一起。哺乳類並不是來取代這些龐然大物的優越生命形態，而只是在這個外來的災難中幸運的受益人罷了。隨著恐龍的消失，這些小小的哺乳類接管了地球，並且成為自然界表現智能的首選形式。

在此提出一個對達爾文天擇說較為神祕的闡述：我們認為自然是基於「智者生存」的覺知選擇人類，而不僅是用最兇狠與最快速的標準而已。但自然界為了什麼原因，要給人類一個負擔大到經過產道時會碰上極大困難的腦呢？為什麼人類的嬰兒在出生時是如此地無助而無法保護自己，但一隻新生的小牝馬，卻在出生後一個小時就能跟在牠母親身後奔跑呢？

我們自環境處理的首要訊息，都和進食、餵養以及自我保護有關。但處理這些訊息只需非常微量的大腦能力。也許我們的前額葉皮質，能讓我們從自然界下載並解碼一套全新的指令。老一輩的智者相信就是這麼一回事。他們認為本身的修習，便能使自己上傳新的生物指令到光體上，以此療癒自己並過著長壽的生活。

這些新的指令更新他們光體的品質，並協助他們自疾病中療癒。這些指令也和替未來的生物演化預作的準備，以及跳脫慣常線性的時間與學習遨遊於永恆及無限有關。就是這些修習方法，讓亞馬遜的智者無須藉由不斷地嘗試錯誤就能發現箭毒的配方，以及使歐塞奇先知能引領他們的族人到達看似貧瘠與了無生機的機遇之地。

✣ ✣ ✣ ✣ ✣ ✣

## 阿貝托：克萊兒的光體

**克萊兒**是一位攝影師與作家。當她到家庭醫師那裡做年度例行檢查時，醫師發現她的乳房有一個深埋在肌肉組織下的瘤，並要求克萊兒一週後回來複診做切片檢查。她恰巧完成了在我們光體療癒學校的能量醫療課程，於是就立刻打電話到我辦公室安排一個個案。雖然我已有數週不開放個案，但還是騰出時間約她週六碰面。因為我了解，在她被診斷且可能被界定為癌症病人之前，介入協助有多麼重要。

整年之中，有無數的癌細胞會出現在我們體內許多次，而幾乎總是自然地被我們的免疫系統清除。如果癌細胞在這些場合之中湊巧被診斷出來，我們就會搭上癌症病人的列車。我要在此強調，我並非建議你不去做健康檢查，但你也要謹記自己的身體，天生就有巨大的自我療癒能力。

當我見到克萊兒，聽完她的故事數分鐘後，我進入深度靜心的狀態以便探尋另一個人的光體。我注意到在克萊兒左胸上有一團暗沉如雲狀的能量，開始向她的組織伸出「根」來。這類的暗沉團塊總是指向某種形式的病理狀況，使我自然高度關注克萊兒的健康。

我們進行了光啟（illumination）這個薩滿的核心療癒程序。幾分鐘之後，這團能量，或者說是由早年創傷遺留下來的「印記」或識別「特徵」，在我將它自克萊兒的能量場上去除之後開始消散。當我忙於在克萊兒的光體上工作的期間，我注意到她輕聲嗚咽與自臉頰滑落的淚水。在個案結束後，我問克萊兒她經歷了什麼。她告訴我她回憶起在小時候，同父異母的兄長有無數次溜到她的床上，按住並撫摸她，當時的她只能直挺挺地躺在那兒，無法求助。在光啟的過程中，早年創傷的影像與感受浮出表面是很常見的。這些創傷在光體上留下印記，並在之後轉變成身體的疾病。

在接下來的那個週二，克萊兒去做切片。醫師用新式的超音波為她做檢查，發現她乳房的瘤消失了。他很錯愕，稍後並解釋這種東西不可能就這麼不見了。克萊兒微笑著對他說：「的確，它們就是會如此。」他要求克萊兒隔天再回來做追蹤檢查。她在其後幾年中，每隔半年都會做一次身體檢查，所有的檢驗都顯示出她的乳房沒有任何外來的腫塊。

我經常告訴光體療癒學校的學生，療癒（healing）和治療（cure）之間是有差別的。療癒是薩滿的使命。治療是醫學的目的，且由治療疾病所組成。療癒定位在**疾病的成因**，關鍵通常是讓人們與他／她的喜悅與健康分離的創傷與有害情緒，而這些印記被存放在光體內——我認為它是我們大腦神經網絡的「明鏡」。薩滿們相信是光體造就了身體、大腦和神經系統。光體形成與組織我們身體的方式，就和磁鐵的磁場在一塊玻璃板上組織鐵屑是一樣的。

當我們清理了環繞與形成所有生命的發光本體上，由創傷所遺留下來的足跡時，療癒才會發生。

第十二章

# 為啟蒙整備好你的大腦

在心臟疾病上，當日常飲食與運動扮演的重要角色廣泛地為人們所接受時，在關於大腦的健康部分，卻因為某些不明的原因，這些考量是幾乎被忽視的。然而，科學上的證據已確認日常飲食與運動的重要性。這兩種生活方式的因素可以調整以支持大腦，使得它具有豐沛的健康與健全的機能。

維持與提振大腦的健康顯然是重要的目標，但需謹記在心的是，同樣這些飲食習慣與生活方式，是直接影響你的基因表現的關鍵。它們能夠幫助你重新導向自己遺傳命運的路徑，讓你的大腦準備好去接受與結合靜心的益處。

## 吃的少一些、健康多一些

優化大腦、提升神經新生，以及提供神經可塑性滋養的環境——對於這些構築新的神經網絡的要素來說，也許最重要的飲食習慣的考量，就是熱量的降低。斷食與總熱量減少在生物學上的益處說明如下：

- 降低自由基的產生
- 提升粒腺體產生ＡＴＰ（腺核苷三磷酸）能量的能力
- 經由粒腺體生合成機制（mitochondrial biogenesis）來增加它的數量
- 增加腦衍生性神經滋長因子（ＢＤＮＦ）的生成
- 降低細胞凋亡或腦細胞的自殺
- 活化 Nrf2 路徑，這會降低大腦的發炎反應，增強排毒機能，並能增加對抗氧化物的防護力

毫無疑問地，斷食與降低熱量對大腦的健康有深刻且廣大的意義。看看上述益處的

表列就知道它是如此地包羅萬象。難以想像的是，甚至連現代的藥物治療都開始處理這些議題。然而，對增進大腦的機能與鋪陳清晰的思路而言，這些單純的飲食調整帶來的成效，是數千年來就被認可的事實。

我們才剛要開始掌握大腦巨大無窮的潛能。我們有多常聽說，人只運用了大腦百分之十至二十的能力這樣的迷思呢？不管這比例是否正確，重點是在我們雙耳之間那片巨大而尚未開發的資源；我們現在正要開始學習如何同時由靈性與科學的觀點，來獲取這片資源。

讓我們來探索如何獲得大腦最大的潛能。

## 大腦在演化上的優勢

分辨人類和其他哺乳類大腦最重要的特徵之一，就是腦的尺寸和身體其他部分的比例。當然也有其他哺乳類有較大的腦，科學家公認較大的動物必須擁有較大的腦，是單純地為了控制牠們較大的軀體。舉例來說，大象擁有一個重達 7500 克的腦，比我們人類重約 1400 克的腦大得多。所以要基於腦的尺寸來比較「腦力」或智能顯然是枉然的。再次強調，當考量大腦的機能性能力時，真正吸引科學家興趣的是大腦尺寸與全身尺寸的比例。大象的腦占其體重的 1/550，而人類的腦占全身重量的 1/40。所以，這代表我們的腦大約占全身體重的百分之 2.5，相對於有較大的腦的大象，其腦重量只占全身體重的百分之 0.18。

但比我們受上天眷顧而有較多的腦來說，更重要的有趣事實是：以質量相比，人類大腦要消耗不成比例的龐大能量。雖然它只占全身體重的 2.5%，但在休息狀態下，卻要消耗難以置信的 22%之全身能量支出。和其他類人猿的體重如大猩猩、紅毛猩猩與黑猩猩相比的話，這代表著多過牠們 350%的能量消耗。

所以，為了維持人類大腦的運作，我們需要大量的熱量。幸運的是，我們發展出如此強大有力的腦，提供了我們必要的智能與技巧，讓我們在匱乏時期能維持足夠的營養，以及為未來所需的糧食供應作儲備。的確，為未來設想與計劃的能力高度仰賴大腦的進化，但進化並不單是只有尺寸而已，還包含其他人類大腦的獨特面向。

以下情景的想像是多麼生動：古早年代的**智人**遷徙過乾旱的平原，並與那些大腦比他們小，卻有較大爪子與較快速度的動物彼此競爭求生。但即使和最接近我們的靈長類近親比較起來，我們最早的祖先還有另一個強大的優勢。人類大腦發展出一個獨特的生化途徑，現已證實它在食物短缺的時期有巨大的優勢。不像其他動物只能挨餓，我們的大腦在飢荒時期能夠利用一個熱量的替代能源。典型的方式是，我們從日常吃進的食物中供應大腦葡萄糖，在正餐之間則藉由分解肝醣，持續提供給大腦源源不絕的葡萄糖（血糖）；而肝醣是一種葡萄糖的貯存形式，主要可在肝臟與肌肉中發現。

但仰賴貯存的肝醣，只能提供短期的葡萄糖供應。當肝醣的儲存耗盡時，我們的代謝作用會轉變，並實際創造出新的葡萄糖分子，這個過程被貼切地稱為糖質新生（gluconeogenesis）。這個過程牽涉到從蛋白質分解得到的胺基酸來創造新的葡萄糖分子，而這些蛋白質主要源自於肌肉。儘管糖質新生作用能產生必需的葡萄糖給身體系統，但其代價就是肌肉被分解；這對一個挨餓的狩獵——採集者來說，算是不怎麼有利的選項。

然而人體生理在匱乏的時期，又多提供了一個供應生命燃料的途徑給難以滿足的大腦。當缺乏食物時，大約經過三天，肝臟就開始利用體脂肪來生產叫作酮的化學物質，特別是一種名為β-羥基丁酸酯（β-HBA）的酮類，作為大腦高效能燃料的來源，使得人類在食物缺乏時期的認知功能得以延長一段時期。

我們運用這種替代性燃料來源以提供動力給大腦的獨特能力，協助我們降低對糖質新生的依賴，也免除了利用胺基酸與其建造和維持的肌肉來產生能量。減少肌肉的分解對這些飢餓的「智人」在尋找食物時，提供了一個明顯的優勢。正是這一利用β-HBA當作大腦燃料的獨特能力，不僅使得我們和最接近的動物近親分道揚鑣，也使得人類能維持在有意識的狀態來參與這個世界，也因此更容易在人類歷史持續存在的飢荒中存活下來。

這一個對「智人」而言非常獨特的代謝途徑，實際上可能是考古人類學上爭辯最激烈的問題之一的解答，那就是：「是什麼原因造成我們的近親尼安德塔人消失？」當我們談到大腦時，尺寸顯然是重要的，那為什麼大腦比我們大了約百分之二十的尼安德塔人，在大約四萬至三萬年之間的幾千年內，就突然消失無蹤呢？科學家之間研究造成尼安德塔人消亡的原因，動線都持續鎖定在遲緩心智的昏睡上。神經生物學家威廉・卡爾文（William H. Calvin）在他的《四季的大腦》一書中，這麼描述尼安德塔人：「他們的生活方式，使他們更容易遭受骨折的傷害。他們很少活到四十歲，而且在製造工具（這點與其共通的物種類似）上，不像現代智人的行為特徵那樣具有創造力❶。」

相較於便宜行事而近乎武斷地接受尼安德塔人是被聰明的智人所消滅，如今有許多科學家更相信食物的匱乏，可能在他們的消失上扮演主要的角色。或許事實是，尼安德塔人缺乏β-HBA這作為大腦代謝的燃料來源之生化途徑，缺乏堅忍活下去所需的「心智耐力」。依賴糖質新生來驅動大腦，會導致更多的肌肉組織被快速分解，最後減損了他們跟蹤獵物，以及遷徙到植物性食物來源較為穩定充足的地方的能力。他們的滅絕，也許不是起因於和智人的直接爭戰，而僅僅是顯現一種生化缺陷的後果罷了。

我們利用β-HBA當作大腦燃料的能力，其重要性遠超過僅是保護我們狩獵—採集傳統的遺產。哈佛大學醫學院的喬治‧凱希爾（George F. Cahill）指出：「近來的研究顯示，β-HBA羥基丁酸酯，這一主要的『酮類』不單只是燃料，而是一種比葡萄糖更能有效地生成ATP（腺核苷三磷酸）的『超級燃料』……而在組織培養中，它也能保護暴露在與阿茲海默症或帕金森氏症有關的毒素下之神經細胞❷。」

的確，凱希爾醫師以及其他的研究者確定β-HBA除了能當作大腦的超級燃料，也能對大腦的健康與機能產生其他極為正面的效應。本質上，β-HBA被認為是用來調節許多降低熱量與斷食對大腦所產生的正面效應，包括改善抗氧化功能、藉著增加粒腺體數量來增加粒腺體的能量生成、提高細胞存活率，以及增加BDNF的水平來增加新的腦細胞生長（神經新生）。

## 斷食

稍早之前，我們探討過為了提升ＢＤＮＦ的生成來刺激腦細胞的生長，同時增進既有神經元的機能，減低熱量的攝取是必要的。然而，大幅度地降低日常熱量的攝取，無論它對增進大腦機能與整體的健康是多麼有力的方式，對許多人來說都不會是吸引人的主意。不過有意思的是，許多人發現間歇性的斷食是比較令人感興趣的方法。斷食在此是指每隔一定時間，完全禁食一段期間——我們的斷食計畫是允許喝水的。研究顯示，有許多透過熱量降低而啟動的那些提供健康與增進大腦機能的相同遺傳途徑，經由斷食也可產生類似的成效，甚至時間上相對地短期。斷食實際上可直接對ＤＮＡ說話，引導你的基因產生驚人種類的大腦增進因子。

斷食不僅開啟了遺傳機器來生成ＢＤＮＦ，也啟動了Nrf2路徑，導致排毒作用增強、降低發炎，以及增加大腦保護性抗氧化物的生成。斷食使得大腦從利用葡萄糖當燃料的途徑，轉換到消耗酮類的代謝途徑。當大腦代謝酮類作為其燃料時，甚至連細胞凋亡的過程也減低了，而粒腺體的基因也把它們的注意力轉向粒腺體本身的複製上。斷食以這樣的方式轉移大腦的基礎代謝，且明確地以粒腺體的ＤＮＡ為目標，因此增進了能量的生成，並為較佳的大腦功能與明晰度鋪路，同時也深化了與神聖母性能量的連結。

有鑒於β-HBA可增強大腦的機能，阿茲海默症的研究人員正評估不用藉由斷食，就能增加富有價值的酮類脂肪輸送到大腦的方式。在一篇載於《老齡化的神經生物學》期刊的近期報告中，研究人員指出，投予一種名為「中鏈三酸甘油酯」（MCTs）之單一結構的脂肪來作為中鏈三酸甘油（MCT oil）的一部分，在食用它少許並經過九十分鐘後，β-HBA的水平就顯著地提升。最重要的是，與接受安慰劑的個案相較，他們發現食用MCT油的病人在認知功能上有明顯的改善❸。

MCTs在膳食脂肪中是非常獨特的，因為它們不需要膽鹽就能消化與吸收，而且不需要像長鏈脂肪那樣必須進行修飾，就能輕易地從胃腸道吸收。市面上大多數的MCT油都是由椰子油衍生而來，而椰子油是自然界資源中最豐富的β-HBA之重要的前驅物。椰子油含有百分之六十六的MCTs，在國內每一家健康食品店的貨架上，都有高品質的有機初榨椰子油。指定「初榨」是很重要的，這代表該油品並未在萃取過程中加熱，防止油品因加熱損壞而變得較不健康。

因其含量豐富的中鏈三酸甘油酯（MCTs），椰子油提供了另一個修飾基因表現的方式，並且藉由改善粒腺體機能以及提高BDNF的生成來增進大腦的功能。這些機制提供了讓啟蒙的種子得以萌發的沃土。傳統印度教的敬拜中，椰子被當成是奉獻給象徵神聖意識的神祇，再也沒有比這更名符其實的例子了。

斷食是一種遠超過任何東西的強大醫藥，即便當代藥理科學極少會去考量這個方法。的確，飲食的選擇是具有療癒作用的；這個概念體現在西方醫學之父、古希臘醫師希波克拉提斯（Hippocrates）有名的引文中，那就是：「讓食物成為你的醫藥，醫藥成為你的食物。」

「啟動你的大腦計畫」包含每四週一次完全禁絕食物一整天（二十四小時）。在斷食期間，你需要喝足量的水來保持身體有充足的水分。**請注意，斷食只能在諮商過你的醫師，並得到他的同意後才能進行**，而關於斷食期間要不要服用藥物，也得請求他或她的指導。

然而，就一般而言，謹記你斷食的目的是為了清除熱量。因此，斷食期間的補充品，應避免粉狀的代餐、蛋白質補充品或任何含糖的產品。如同以下的計畫中說明的，你將增加DHA的攝取，並從斷食的第一天開始，持續服用薑黃。

雖然一個月中的任何一天都可進行斷食，我們的「啟動你的大腦計畫」建議你在滿月後第十一天進行，這天在阿育吠陀的典籍中是斷食吉日。我們認為在同一天，與許多其他參加「啟動你的大腦計畫」的人進行斷食有特別的益處。當你和他人一起斷食，不管他們是實質上和你一起或遠在半個地球之外，你都能進入與這些人共同的刻意共振（intentional resonance）中。這將會讓你比較容易獲得大腦的協同作用，使你能協同其他人集體喚醒前額葉皮質的能力。請查閱我們的網頁：www.PowerUpYourBrain.com，參考依據阿育吠陀與薩滿曆法推薦的斷食日子。

## 斷食的靈性面

亞利桑納州巴塔哥尼亞，生命之樹回春中心的創立者加百列・寇森斯（Gabriel Cousens）醫師表明：「我經常注意到斷食的參與者，他們的專注力改善了，創造性的思考擴展了，抑鬱的心情提升了，失眠停止了，焦慮消失了，頭腦變得較寧靜，本然的喜悅開始油然而生。而我的假設是，當身體的毒素自大腦中清除，頭腦——大腦的機能自動而顯著地改善，而靈性能力也拓展了[4]。」

寇森斯醫師提到的靈能拓展，可能是因為大腦代謝的移轉，使得粒腺體的數目與機能皆增加的結果。粒腺體的機能增強與族群增加，提供了能量給大腦的前額葉皮質活動作為燃料之用。正如著名的瑜伽大師尤伽南達（Paramahansa Yogananda）擲地有聲地說：「透過斷食，讓你的頭腦倚靠它自身的力量。當這力量展現時，身體內的生命力，隨著來自身體周圍且持續流入大腦與脊椎的永恆宇宙能量，而日益增強❺。」

在人類宗教歷史中，靈性探尋期間的斷食的確是不可或缺的一部分。所有主流的宗教認為，斷食不僅只是傳統儀式的程序，更是靈性修習的基本組成要素。回教徒齋戒月的斷食，以及猶太教徒贖罪日的斷食即為明證。瑜伽士也力行簡樸飲食，而薩滿也在靈視探尋時期斷食。

湯瑪士・萊恩（Thomas Ryan）是一位羅馬天主教神父，他主持了北美跨信仰關係與基督教總理事會的聖保祿辦公室，總結了關於斷食的神聖面向。他說：「斷食作為一種宗教性的行動，提升了我們對總是無所不在地顯現在我們面前之奧祕的敏感性。它是一種對覺知的邀請，對悲憫貧困的呼喚，愁苦的哭喊以及喜悅之歌。它是一種自我克制的紀律，一種淨化的儀式，以及一個贖罪奉獻的庇護所。它是靈性乾渴的泉源，靈性失落的羅盤，以及精神渴望的內在滋養❻。」

## 打開大腦潛能的身體運動

就像降低熱量與斷食，身體運動也能夠開啟製造BDNF的遺傳機器。最早把運動和促進BDNF的生成連結在一起的科學研究，只能回溯到一九九〇年代末期。當時的研究人員嘗試去辨認在實驗動物中，運動與大腦機能改善彼此之間的關連。他們發現當BDNF被阻斷時，光是運動本身對大腦的表現幾乎是毫無效果。

最近的人類研究證實，就大腦的機能而言，有氧運動提供了有力的優勢。在近期的《美國醫學協會期刊》（JAMA）中一篇澳洲的研究報告指出，有失智風險的成人，如果參與適度的身體活動計畫六個月——每週運動一百五十分鐘——比起不從事任何運動計畫的相似族群，有更加優越的大腦功能。甚至經過十八個月後，有運動的群組在一種名為字列表延遲回憶（delayed recall of a word list）的記憶功能上，相較於久坐不動的群組在此功能評估的降低，則是有明顯的進步。這一活躍的群組在言語流暢性與癡呆評量上，也表現出顯著的優勢。有趣的是，這份研究的作者們也報告說，比起在美國最常被開立的阿茲海默症處方藥品，光是運動本身就能降低260%的癡呆可能性[7]。

在另一篇JAMA的報告中，研究人員再度呈現在年老女性中，有運動的族群比起久坐不動的具有較高水平的認知功能。這群研究人員總結說：「在這一個關於年長女性的前瞻性研究中，高水平且長期規律的體力活動，與較高水平的認知功能和較少的認知衰退之間有強烈相關[8]。」

同期的JAMA雜誌也有另一篇名為「體力尚可勝任的年老男性中，散步與癡呆的關係」的文獻，結論同樣也是體力活動會改善對大腦的保護作用[9]。

## 生活方式的抉擇

斷食與降低熱量的飲食習慣，以及結合規律的有氧運動，對修飾基因的表現而言是強而有力的外部因子。在你個人追求幸福安康的計畫中，選擇合併這些生活方式的決定，代表著你正直接影響被指定用來改善抗氧化防護、排毒、降低炎症反應與促進BDNF生成的遺傳密碼。這些生活方式的抉擇，在千百年來便已鋪就通往啟蒙的道路。

第十三章

# 薩滿的修習

除了降低熱量的身體計畫與運動之外，「啟動你的大腦計畫」包含了八種練習，幫助你重新定義自己的生活，並朝向啟蒙之路邁進。目前這些練習是光體療癒學校課程的一部分。這些練習結合了薩滿與科學，以薩滿的認知為基礎，而科學提供支持的證據。以下就是在「啟動你的大腦計畫」中的八種練習：

1. 建立神聖空間，是個涵蓋祈請四方、大地母親，以及天空父親的祈禱。我們建議你在其他練習的前後，先做這個祈禱練習。

2. 平撫你的HPA軸，將幫助你放鬆身體與大腦中，會產生損傷性壓力荷爾蒙的部分。

3. 在靜心中重新選擇你的遺傳命運，藉此可從獲自父母雙方的基因開始，改變自己生命的歷程。
4. 凝視天空，這是一種古老的修習。透過它使你的頭腦平靜下來，並打開高層次的腦皮質機能。
5. 徹底的寬恕，促使你能夠寬恕自己，以及那些你覺得以某種方式傷害你的人。
6. 從你的夢境中獲取生命的訊息，其中包含兩個練習：第一，幫助你以更好的方式回憶起自己的夢境；第二，教導你如何清明地作夢，以及引導你的夢境。
7. 我們是自己的故事，藉由寫下自己的生命故事並且改變它，以提供自己一個更為積極的人生觀。
8. 薩滿浴，這是清理自己發光能量場的練習。每週一次，在睡前讓自己泡一個添加具有療癒與能量強化作用之物質的熱水浴。

這些薩滿修習將在本章深入說明，而下一章會概述整個「啟動你的大腦計畫」的內容。這是一個將上述這些練習結合在一起的結構化療程，其中也包含神經營養素、斷食以及體能鍛鍊。

## 建立神聖空間

西方世界的人們認為，神聖空間是一個特定的聖地——教堂或寺廟，或是自然界中一處美麗的地方。但薩滿們明白不論何時何地，她或他都能藉著貫注心神以及召請四個基本方位，與太陽父親、大地母親的力量來建立神聖空間。

在這麼做的時候，智者得以和四個薩滿傳承中，世界的組織構成原則產生連結關係。南方是蛇所在之處；西方是美洲豹所在之處；北方是蜂鳥所在之處；東方則是鷹所在之處。智者們相信這些動物原型不僅是象徵而已，它們是擁有自身力量和品質的原始能量。

這裡的每一種動物，都可被視為代表四種基本的自然力，物理學描述為重力、電磁力、強核力與弱核力。生物學家也認可所有生命的史詩，是由四個字元（或DNA的四個鹼基對）的字母系統寫成的。而薩滿的觀點，與物理學和生物學的觀點之間唯一不同之處，是智者們認為他們能夠召喚這些自然力並與之互動，且有效地和生物圈融為一體。因為這些緣故，薩滿們在進行他們的靜心與儀式時，總會先從建立神聖空間開始。

即使不運用以下祈禱中的字眼，你只需個別轉向四個方位，並且感受與各個動物原型的連結，幫助你那受教良好、邏輯分明的大腦明瞭，這些祈願是將自然力擬人化的古老方式。當你允許自己與天、地和四個基本方位連結，就想像著連結你和自然以及所有生命的發光網絡。

神聖空間是聖潔與安全的。你可以想像它是一個位於你所在的房間上方的閃爍圓頂。這是一個可觸及的空間，在此處，你能夠降低陳舊大腦的防禦；在這裡，你可以凌駕陳舊大腦的掠奪意識。同時你也可能會注意到，其他人在這個空間內感受到美與平靜，因為它化解了衝突，並且容易進行有意義的對話。

建立神聖空間是一個心念力量的實驗，它使你能夠召喚自然的療癒能力，並與所有的造物之力達成恰如其分的關係。

## 練習：建立神聖空間的祈禱

開啟神聖空間包含呼喚南、西、北、東四個基本方位，以及大地母親與天空父親的祈禱。世界各地的薩滿會使用這樣的祈禱來連結生物圈的生命能量。在你個人的祈禱形式向你顯現之前，先運用以下這一個禱告。

當你結束你的開啟禱告時，必須要依照以下相同的建議關閉神聖空間，這是我們在光體療癒學校教導我們學生的方式。

## 開啟神聖空間

**面朝南方並輕柔地說：**

給南方的風，偉大的蛇
教導我們如同你褪皮一般褪下我們的過去
並溫柔地在土地上行走

**面朝西方並輕柔地說：**

給西方的風，美洲豹母親
教導我們和平之道，讓我們生活得無懈可擊
為我們顯現死後的道途

**面朝北方並輕柔地說：**

給北方的風，蜂鳥，古老的先祖們

我們榮耀在我們之前到來的你們

而你們也將在我們之後到來，我們的子子孫孫啊！

**面朝東方並輕柔地說：**

給東方的風，偉大的老鷹

為我們顯現那些只敢於在夢中登臨的山嶺

教導我們與大靈並肩飛翔

**碰觸你所站之處的土地並輕柔地說：**

大地母親

我們齊聚於此，是為了療癒您的子孫

那石頭族人，那植物族人

那四條腿的，那二條腿的，那在土地上爬行的

那天空飛的，與水裡游的
我們所有的親族們

朝向天空並輕柔地說：
太陽父親，月亮祖母，給那星辰的國度
大靈啊，祢是那不可言說，無法以名諱形容的
感謝祢讓我們吟唱這首生命之歌

## 關閉神聖空間

以同樣的次序重複開啟神聖空間的祈禱——簡短地稱呼南方、西方、北方、東方，然後是大地母親與天空父親。

感謝原型——蛇、美洲豹、蜂鳥，以及老鷹——因為祂們與我們同在。之後釋放祂們的能量到地球的四個角落。

## 平撫你的HPA軸

身體有兩個防禦系統：一個是偵測與回應外在環境可感知的威脅，而另一個則是偵測與回應內在的威脅。前者是戰或逃的反應，後者則是免疫系統。

正如我們先前討論過的，戰或逃的反應是經由HPA軸運作的。當沒有可感知的外在威脅時，HPA軸便呈現休息狀態，而身體的所有資源都致力於本身系統的更新以及新細胞的生長。當身體感知到外在威脅，例如突如其來的獅吼或刺耳作響的汽車喇叭，HPA軸就會開始作用，並且發出信號釋放腎上腺皮質素與腎上腺素。它們會使得消化道中的血管收縮，重新引導血流由體內的器官，流向四肢讓我們準備好去戰鬥或逃跑。這些荷爾蒙也使得前額葉皮質（我們的理智與邏輯中樞所在）內的血管收縮，並使血流轉向陳舊的大腦（反射，本能的行動起源之處）。其結果就是我們的思考變得糊塗，且像狗急跳牆的動物般運作。

這是個古老但仍持續對我們有益的求生機制。問題在於，陳舊的大腦無法分辨感知的危險與真正的危險之間的區別。在現代西方的世界，我們並不會面對許多咆哮的獅子，反倒是常被困在令人心煩的交通堵塞中，以及存在辦公室或家中之有害情緒的侵擾。電視不斷供應暴力的素材，讓我們維持在高度警戒狀態，而我們的杏仁體則使我們保持高警訊。在這二十一世紀，日復一日，我們時時處於壓力荷爾蒙氾濫的洪流之中。至少從大腦的觀點來看，其中最具破壞性的是腎上腺皮質醇。慢性壓力症患者與憂鬱的人，在大腦海馬與前額葉皮質的地方都可見到實質的乾枯與萎縮——它們比起其他未受壓力的對應部位，經歷更為快速的大腦損傷。

薩滿平撫HPA軸的練習，是以一種薩滿靜心的形式來達成。它也是一種放鬆的方式，而這個方法在最近的研究中，被用來確認靜心是否能夠減緩細胞老化。這份研究檢視端粒（telomeres）的長度：端粒是染色體末端的保護性尾蓋，而且是細胞老化的代表性量尺。在兩組母親中，一組因為要面對患有慢性病的小孩，而經歷高水平的壓力；另一組擁有健康小孩的女性，只經歷低度或被認為是正常水平的壓力❶。

研究群發現，在那組要照顧患有慢性病小孩的母親中出現較短的端粒，表示這組的女性細胞老化的程度較嚴重，同時DNA損傷的風險也較高。心力交瘁的母親，要比那些生活上比較沒有情緒挑戰的母親老化得更迅速。

身心俱疲的母親也顯現出低水平的端粒酶，這是用來重建與修復磨損端粒的長度的酵素。低水平的端粒酶表示DNA的保護力下降，並且與所有跟壓力有關的疾病以及心血管疾病、糖尿病、癌症與肥胖有關連。研究群總結道：「我們提議某種形式的靜心，藉由降低認知性壓力與壓力的激發，以及增強心智的正向態度，可能對端粒是有好處的。」

當然，那是這個故事比較具體或科學性的部分。從薩滿觀點來看，我們知道脈輪或能量中心，是我們發光能量體解剖構造的一部分。

就好像我們體內有實質的器官一樣，脈輪是環繞在肉體外圍的光體的器官。它們可能是由沿著脊椎分布的神經叢中的電活動所創造出來的，而脊椎是許多脊髓神經結合形成神經簇的地方。脈輪大致上對應到身體產生荷爾蒙的內分泌腺的相關部位。

沿著脊椎有五個主要的神經叢。世界各地的薩滿與能夠感受這些叢集電活動的神祕主義者，把它們界定為下方的五個脈輪。第六個是傳說中的「第三眼」，位於前額，並且與腦下垂體有關。第七個是「頂輪」，位於頭部正上方並與松果體有關。這兩個腺體都位於大腦內部的深處。

以下的練習將幫助你深度放鬆，並能重新設定那些可能被壓力或創傷所觸發的戰或逃反應。你可藉由「調諧」（tuning）自己的脈輪系統來達成。

## 練習：平撫你的HPA軸

當你在泡薩滿浴時，可在浴缸內做這個練習，或是睡前在床上做。

舒服地躺下來並閉上眼睛，從你的鼻子吸氣並經由嘴巴吐氣。

慢慢地吸氣並數四拍。

慢慢地吐氣並數四拍，拉長氣息並發出輕微的嘶嘶聲。

在做這樣的韻律呼吸幾分鐘後，把你的左手放在胸前正中央與心臟同高的位置，試著找到你的心跳，並把注意力帶到這設定你全身韻律的首席鼓手上。

注意到當你把呼吸調得輕柔而綿長時，你的心跳速率是如何平靜下來的。

再過幾分鐘之後，把你的右手放在第二脈輪的位置，也就是在肚臍的下方。試著也在此用你的右手感受心跳，即使這裡離你的心臟很遠。

要知道第二脈輪與腎上腺有關；腎上腺製造腎上腺素，並維持你的戰或逃系統在開啟的位置。想像你的心跳正在設定你的腎上腺的拍子，幫助它們慢下來並且放鬆，然後用你的右手手指輕敲下腹部，將覺知帶到身體的這個區域。

做這個練習十分鐘。

## 重新選擇你遺傳的命運

現代的物理學已解釋跨越時空的互動是可能的。薩滿們已經知道如何將這種可能性付諸實踐，而且使用意象程式化他們的遺傳生物電腦，並從基因庫中選擇健康與長壽的基因來表現。

因此，想像你能讓時光倒流回到你受孕的剎那，並去選擇你希望從父母那裡繼承的生物性狀。也許你會選擇父親的心臟，因為在他的家族中並沒有心臟病的發病史。或者你會選擇母親的大腦，因為在她的族譜分支裡沒有阿茲海默症患者。你很可能會想要從他們任何一方得到長壽的性狀。

在一八八〇年代中期，奧地利籍的修士與植物學家格雷戈・孟德爾（Gregor Mendel）發現，植物會從親株那兒繼承特定的生物訊息。他的觀察結果引導他去區分**基因型**——就是在特定物種的成員中，所有遺傳多樣性的總和；以及**表現型**——就是涵括特定物種的個別成員，所表現的實際性狀和特質之間的不同。儘管孟德爾的理論遭到質疑而他也死得不明不白，但後來他的才能獲得平反，他的發現直到今天還是很重要。

你在受孕的那一刻接收了你基因構成的整體，也接受了來自雙親各半的「遺傳密碼」。這意謂當你接收百分之五十分別來自雙親的遺傳訊息——亦即**他們的基因型**，你也只表現了那些選擇性狀的一部分——**你的表現型**。

然而這只是故事的一部分。當你可能繼承心臟疾病或是心臟健康的傾向，你的信念、飲食以及生活方式的選擇，將會影響你所繼承的風險因子。正如製藥業所知，生活方式的調整經常是不夠的。而且健康的男性或女性似乎也真的可能在相對年輕的年齡，就飽受心臟病發作之苦。

所以，你還能做些什麼？你的眼光可以看得更遠，將它從你的肉體層面或遺傳層面，轉而朝向靈性層面。

古代的智者發展出一種他們認為能使「時光倒流」的遊歷技巧，去影響他們的祖先遺產所帶來的效應。這個練習的效果，來自於（至少部分是）他們影響自身DNA表現的能力。換句話說，他們運用觀想技巧來修飾基因表現！當技巧熟練的治療者遊歷回到受孕的那一刻，從有自覺地選擇自己想表現的性狀——除了基因型與表現型之外，他們也會尋找其他可能對自己的基因構型有影響的因子。父親可能嗜酒如命，母親可能害怕懷孕，外在的環境可能沒有充滿愛、平和與安寧。壓力荷爾蒙可以輕易跨過胎盤障壁，並且告訴小孩母親所感受到的每個心情。

不過現在，從你現有的智慧觀點來看，你可以回去拜訪自己受孕的那一刻，並帶著靜心與神聖的感覺進入你基因合併的當下。因此，在這個練習期間，你可以原諒任何你覺得父母親對你犯下的錯誤，以及他們強加在你身上讓你傷心的過失。

這對你通往啟蒙的歷程是必要的練習，因為緊抓任何針對你雙親的殘餘憤怒情緒或怨恨，只會延續你成為他們遺傳特徵之受害者的角色。

## 練習：受孕的時刻

輕輕地閉上眼睛，做幾次深而放鬆的呼吸，由一到十計數你的呼吸，然後回到一再從頭數，直到你覺得自己進入深度放鬆的狀態。

一開始，你將會注意到自己的心神遊走，你可能發現自己算數超過十，或追逐像是關於你昨天忘記做的事，或今天你該打電話給誰這樣的思緒。讓所有的這些思緒，就像天空中的雲出現又消失般地離去。

現在，想像你的時間軸，你生命中依照時間順序而來的連串事件，平穩地顯現在你的面前。你也許可以把它想成一條金色的絲線，或是一條綴滿串著許多時間片刻的細繩。或許你只是看到一條有一端通往過去，而另一端朝向未來的路。

開始沿著你的時間軸回溯，簡短地重溫過去數日的事件。接著往過去走得更遠一些，回到童年時期，以及幼兒時期最早的記憶。像是觀看電影似地看著這些影像，並且能依照你的意願往前快轉或倒轉。

當你不再能夠憶起事件或狀況時，運用你的想像力。想像自己是一個放在母親臂彎裡的小嬰兒。想像在她的子宮裡。想像你受孕那一瞬間，當你母親的卵子被為數眾多、想要使它受精的父親的精子圍繞著的當下。

想像自己坐在一個明淨發光的卵內，它是一個平和的泡泡。帶著你的平靜與感恩進入這個空間，明白你正以自己的平和與光輝充滿著它。

現在去感受這個卵選擇與邀請最好的精子讓它受精。想像當它進入卵子內，你見證自己受孕這一非凡的煉金術。你看見蛋白質彼此交叉連結，使卵子的本體變得堅硬，並讓其他精子無法穿透。精子與卵子的核融化，父親的 DNA 與母親的 DNA 融合，卵子分裂形成兩個微小而相同的細胞。它們開始複製、倍增、變成四倍，並以無比的速度呈現指數般地增加數目。

當你看著這令人驚異的過程時，保持堅定的心念形塑自己成為你所渴望成為的存有。讓這些出生的細胞沐浴在你極大的平和、寧靜與光華之中。你祝福這一個神聖的結合，而不去管過往的自己在受孕時可能存在的「事實」。

然後，就在那兒，正當你成長、成形時，原諒你的雙親。將他們視為神聖、燦爛、純真的存有，讓他們沐浴在你的愛之中，明白一切皆平順無礙。

你輕嘆，以及微笑。

接著，你沿著自己的時間軸回到現在，帶著在你受孕的那一刻所經驗到的平和、明淨的感受、喜悅以及巨大的幸福感回到當下。

## 凝視天空

凝視天空的練習是西藏卓千（大圓滿）靈性修習的要旨，同時也是其他古老薩滿傳承修習的核心。

在這練習的期間，你要把日常的事物以及看似都很重要的待辦事項拋諸腦後，進入一個寧靜的內在世界。在那兒，所有的療癒得以發生，而你體內的自然韻律——脈搏、呼吸、腦波和能量系統也得以彼此調諧同步。

## 練習：凝視天空

坐在一張舒適的椅子上，雙手輕歇於膝蓋，眼睛張開凝視正前方的地平線與天空相接之處。下巴放鬆，並且讓眼睛用柔和的凝視看著天空。

做深而輕柔的呼吸。放鬆你的腹部，保持它的柔軟。

隨著你的呼吸，觀察自己的感受、思緒與心情，只需見證每件在你的覺察內浮現的事，彷彿天空中的浮雲自行出現與消散一般。當你吸氣時，注意自己是如何身為一位觀察者；當你吐氣時，注意自己有多麼容易迷失在思緒裡。

隨著時間過去，你將開始明白你不是自己的感受或思緒，而是觀看一切的觀察者。當你凝視早晨的天空時，注意你的心神飄移到何處，然後將它輕輕地帶回，並專注在你的呼吸上。

平靜地安歇在這樣的覺察當中，並注意在你面前開展的浩瀚無垠的空間。觀察你的頭腦、本質、身體，甚至飄移的天空。雲來來去去，思緒來來去去，感覺也來來去去。

隨著這項練習，你用專注與覺察滋養這位觀察者，所有你頭腦裡的忙碌與擔憂盡皆消融，而你臉上帶著微笑見證每一個物體、感受與思緒。

為了使計畫順利，你每天早上起床必須做的第一件事，就是做這個練習十五分鐘。

止息你的頭腦
片片浮雲盡皆消散
沉思單一的真理
朗朗清空油然而生

——帕坦伽利❷

## 徹底的寬恕

每一種宗教都教導寬恕的重要性，無論是基督教中的「連左臉也轉過來給他打」，或是佛教修行中的慈悲對待眾生。然而，要決定原諒曾經錯待你的人，或讓憤怒的情緒與背叛的感覺離去，實在是非常困難的。而要原諒你自己，以及讓羞恥或失落的感受消融，並且不再折磨自己也是相對困難的事。

有時，我們是如此地緊抓著自己的怨懟，直到臨終仍無法釋懷。當我們寬恕自己與他人時，就能夠重新編程邊緣腦中有害的神經網絡。為了要能真正地諒解自己與他人，我們必須升級自身受限信念來源的程式設計。但我們發現了神經學上的第二十二條軍規（catch-22）：除非我們能實踐寬恕，否則要建立新的神經網絡是難上加難的。

下面的練習，對那些在第十五到十六世紀西班牙征服美洲後的薩滿是特別有幫助的。運用這個練習，他們得以寬恕那些奴役他們人民，以及肆虐破壞他們傳統的西班牙征服者。在安地斯山的某些地區，這些方式被稱為「埋葬征服之劍」，它藉著將摯愛的人的映像，重新疊印在某個錯待你的人的映像上產生作用，這能協助你凌駕於你的史前大腦的程式設計之上。這並不是一個容易做的練習，因為頭腦會抗拒把摯愛的人的映像，與敵人的映像連結在一起。

## 練習：徹底的寬恕

這個練習在你放鬆的時候做效果最好。

舒服地坐下來並做幾次深而放鬆的呼吸。呼喚一個摯愛的人的映像進入腦海中，去感受被呵護的感覺與情意，保持這個映像並計數呼吸三次。現在去呼喚某個你覺得錯待你的人進入腦海——可能是從前的愛人、事業夥伴，或是某個在肉體上或情緒上虐待你的人。做一次深而長的呼吸，將你內在對這個人的憤怒或怨恨膨脹起來。現在，做五次深且長的呼吸，把你摯愛的人的映像重疊在這個人的映像上，並且想像它們是如何交融併在一起，直到只剩下你摯愛的人的映像存留，而且只有愛與呵護的感覺依然持續著。

這個練習必須經常重複做，因為它的功能是清理有害情緒，並抹除在邊緣腦內相應的神經網絡。你會注意到你憤怒與怨恨的感覺強度逐漸地減少，直到有一天你發覺它們消散無蹤。之後，你才能夠得到從這樣的關係中仍需要學習之課題的訊息，而不會把時間與能量浪費在有害情緒上。一旦我們學習到敵人要教導我們的課題，我們就再也不需要繼續用這樣的方式來學習。

## 從你的夢境獲取生命的訊息

薩滿們認為一個啟蒙的人不僅識得真理，而且能夠在每一個他所面臨的情況下都帶來真理。啟蒙的人不僅說實話，並且不管是醒著或睡著，都能認清且明瞭現實的本質。

薩滿們相信我們清醒的現實，和我們在睡夢期間所經驗的世界是相似的。這並不是說這個世界是不真實的，那在你窗外鳴唱的鳥是不真實的，或是在你腳邊玩耍的小孩、在隔壁爭吵的鄰居都是不真實的。這個世界是真實的，但我們對這個世界的感知是有瑕疵的。我們的頭腦像吹皺一池春水般地攪亂它所觀察到之現實的表相，從而感知它自身自我扭曲的影像，因而干擾了更大現實的真相。

亞馬遜智者提到學習睜開眼睛去作夢。他們覺得西方世界的人把作夢的時間塞滿睡眠的界域是相當不幸的。因為在那個界域中，烏雲密布的意識會阻擾回憶，且模糊掉夢境應該要揭露的映像與洞見。甚至在我們回憶夢境時，清醒的頭腦也無法掌握住些許影像，就像那些在睡夢中長時間的歷險後仍縈繞在腦海的畫面。這些智者指出啟蒙的人，即使在睡覺時也是全然清醒的，而未經啟蒙的人即便醒著也是完全沉睡的。

這些智者們相信如果我們在自己的夢中能變得清明，就能開始改變它的品質與方向。一旦我們學會改變沉睡的夢，就能開始改變我們清醒的夢。然後，不論我們是醒著或睡著，都能開始夢想出更有獨創性與更清明的世界。我們可以引導我們的夢到達一個非凡的界域，在那兒我們可以向偉大的導師學習，拜訪遙遠的國度，與世界另一端的朋友溝通（不靠電子器材），以及和已過世的先祖會面。

無論我們是否意識到，夢是我們生活的一部分，它每晚都會到來。它們也會以白日夢的方式呈現（白日夢是我們許多人都曾被批評為浪費時間的消遣），但薩滿們尊重他們的夢——不論是晚上與白天兩者皆然——因為它們含有來自神靈與生物圈的訊息。

從你的夢境獲取生命的訊息，我們建議兩個練習：夢瑜伽與清明夢。藉由練習夢瑜伽，你能夠回憶得更清楚，並為下一個清明夢的練習做好自我準備。

## 練習：夢瑜伽

調整喚醒你的鬧鐘時間，比平時提早五至十分鐘。比較理想的是使用輕音樂，而不是收音機脫口秀主持人的聲音，或是嗶嗶的鬧鈴聲。

如果你不太容易記起自己的夢，試著用以下的技巧：睡前喝下半杯水並告訴自己：「當我醒來時，我將會喝下另外半杯水並且記得我的夢。」

在床邊準備一本筆記本，當你早上起床時，花點時間粗略記下一些能讓你記得自己夢境的關鍵字句。

當你被喚醒時，緩慢而有餘裕地自睡夢中走出來，沐浴在你夢境的餘韻中，欣賞在清晨來自夢境歷險中縈繞不去的味道、香氛與影像。

閉著眼睛去回想你的夢，並注意你那清醒的頭腦急著想展開這一天的工作的急迫性，不論是去檢查你的電子郵件，收聽晨間新聞，或是準備好去上班。當你真的睜開眼睛時，輕巧從容地去做這些事。

在你夢的日記中寫下你記得的事，總是用現在式，就像你在書寫時仍在作夢一樣。即使你的夢一開始似乎模糊不清，但在做這個練習時，你會對你在書寫時所能夠記起來的有多少感到驚訝。

早上一起床，就把剩下那半杯水喝下，並躺回床上與閉上眼睛，讓你夢的意象能回流到意識之中。

假如你晚上可能會起來上廁所，在床邊放一個錄音機，並口述任何被打斷的夢境中的要點。

清明夢之所以重要，是因為它能幫我們將意識與覺知帶進我們的夢中。一旦我們學會作清明夢，我們的夢將不再只是「湊巧」發生，只要我們明白自己在作夢，就能夠引導與帶領我們的夢。

清明夢是薩滿夢的實踐三個步驟中的第一步。第二步是當沒有夢的意象出現在意識中時，把覺知帶入你無夢的睡眠裡。第三步則是把夢的實踐（不是你的夢，而是作夢的技巧）帶入你的清醒狀態中，以便你無時無刻都明白自己正在夢想這個世界應運而生。

薩滿們會在某些特定的夜晚，在自然界中的力量匯聚處，同意藉由清明夢召開會議。他們可能會運用水晶或其它美麗的石頭來協助他們舉行夢的會議。當他們在接下來的數日或數週比較筆記時，他們會認出彼此的確分享同一個心靈空間（psychic space），並且能夠記得當時其他人說過或做過的事。

## 練習：清明夢

選擇一顆沒有尖銳邊緣的石頭——也許是一顆漂亮的水晶，而且符合在你手掌中的大小，因此你可以握住它並用雙手搓揉。

當你上床就寢時，設定心念要作個清明夢。舉例來說，你可能決定要夢見自己在喜馬拉雅山脈的高山中，或者在孩提時代住過的家裡，或者為了拜訪已逝的親人。你也可以決定去拜訪將要去任教或就學的「大學」。

集中心神，把心念輕吹進你手中的石頭裡，並請求潛意識的頭腦將石頭的映像帶進你的夢中。

在你睡覺時，把石頭握在手中。

在晚上這段期間，石頭會從你的手中掉出來，最後會出現在床上的某處。如果你翻身時躺在它上面，可能會讓你暫時從深眠中醒來。請再把它放進手中，想像你正把它帶進你的夢中，並且重申你的心念要作清明夢。

試過幾次後，你會發現這顆石頭開始出現在你的夢中，你將明白當你在夢中的同時，你正在作夢。而且，經過一段時間後，你將變得能夠引導你的夢到你想要的方向。

為了有所成效，你必須每天做這個練習。

## 我們就是自己的故事

薩滿們來自一個說故事的傳統尚未被書寫的文字所取代的文化，表現一個人靈魂的神話與傳說也尚未被「事實」所推翻。

就個人或國家來說，我們都是自己所述說的故事的成果。這故事講到關於我們的出身、我們的童年、我們的人生，以及我們與死亡擦身而過的種種。舉個例子來說，有很長一段時間，基督徒相信聖經創世紀的故事，是人類為何會出現在地球上唯一僅有的解釋。後來科學家發現另外一種觀點，另外一個故事，而達爾文的演化論開始影響我們文化的世界觀。當我們不去生產出屬於自己的原創性故事，會很容易採納一般公認的現實版本，或是那個世代的大眾心理學主題，並一而再地重複它。

在我們個人的故事裡，會因被人拒絕而覺得受傷。例如：當初戀對象沒有回應我們，或是小學老師告訴我們，說我們的畫不值得保留並把它揉成一團時。接著，我們都曾有過痛失所愛的經歷，並且有孤伶伶地被遺留在這世界上自生自滅的感覺。當我們把自己看成這些悲劇故事的受害者，可能會把這種傷痛或失落當成無法有創意的辯解，或者是不在自己的家庭或婚姻中「出席」的藉口。但是當我們能夠從失落、挫折、遺棄、拒絕與失敗中存活，並且反過來在這些命運的激烈遭遇中汲取重要的教訓，我們的故事就成了偉大英雄的史詩，而我們就是主角。

每個人都喜歡認為自己的故事和其他人不一樣。我們傾向於投注太多精力在自己故事的劇情中，不但完全信服劇中的實情，並且認為我們自己就是這些情勢下的產物，但事情並不是這樣的。

✣ ✣ ✣ ✣ ✣ ✣

## 阿貝托：我是（I Am）

我雙親的故事是真實的。我之所以知道是因為他們曾經說給我聽過。為了試著讓我更了解他們的過去，他們在故事中投注了許多喧嘩與騷動。每一次，他們都以事後諸葛的方式，方便他們去改造過去的那些事件。例如：在童年長期被虐待的事，說明了長大成人後為何會變得膽小孤僻。這有如成癮般一再上演關於掙扎努力的故事，說明了為何無法激發出全部的潛能。這些故事經常成為一個人的生活為何會變得如此的藉口。

當我以一位人類學家的身分與亞馬遜智者共事時，再一次學到這個教訓。薩滿們認為，一個人回想起來有關他過去的一切，都是駐足在他的心靈內部地圖的投射。

**亞曼達**深信自己在非常年輕時，被父母親在情感上所遺棄。經過多年與遺棄課題的掙扎奮戰及治療之後，她去找一位催眠師做了一次催眠回溯治療；在那次治療期間，她活生生地看見父母親如何遺棄年僅十八個月大的她。而在療程之後，亞曼達質問她母親這件事——當時她的父親已經過世了。母親解釋在她還是嬰兒時，時常出現嬰兒腸絞痛，他們為了照顧她而身心俱疲，所以在她年紀還小的時候，為了休息去共度了一週的假期，把亞曼達托給祖母撫育與照顧。當然，這小孩的大腦並不知道父母親需要好好睡一覺的小小奢求，只曉得爸比和媽咪不見了，也許永遠不會再回來。

亞曼達的事教了我那些亞馬遜智者早已知道的事——也就是創傷並非實際上所發生的事，而是它被記得的方式——它如何以個人神話的方式持續活在心靈之中。如同莎士比亞所說：「生命，只是白癡嘴裡的一段故事，又嚷嚷，又喧鬧，可沒半點兒意義。」

只是最後我才明白，這些薩滿們的教導也是本書的主要課題之一，那就是：當你改變自己的故事時，世界也改變了。

但是，正如你已經聽過的——而且值得重複再提的——你的故事無法只是靠著表面上改變你的頭腦，或在心智上轉變童年的事件就能改變。舉例來說，即使是在歐洲大航海時代的探險家，航越了應該是「世界的邊緣」並回來講述它，証明了世界是圓的，許多人寧願繼續相信那不可能是真的。他們繼續生活，彷彿世界還是平的一樣。在發現地球是繞著太陽公轉之後，即使在那個年代最聰慧的頭腦之間，也會產生同樣的懷疑。

接著，你也許會好奇，在亞曼達聽了母親那方的故事之後發生了什麼事？那個真相到底有沒有改變了亞曼達多年來所建立並培養的虛假信念呢？

薩滿們幫助他們的案主，轉變在他們心靈極為深層之處的故事。在那兒，去接觸與重新編寫神經網絡是可能的，但這只有在與疾病或死亡擦身而過之後，或者是在一段時間的斷食、祈禱與準備之後才會發生。於是，他們的案主就能夠創造一個更好的故事，而且他們的角色是英雄，而非受害者的故事。

最理想的狀況是，案主們也發現自己是說故事的人而非他們口中的故事，他們是神話的製造者而非神話本身。這樣的理解需要前額葉皮質的介入，它是大腦唯一能獲得這個層次之理解的部分，也是一支可為我們的生命畫出全新樣貌的畫筆。這正是亞曼達所做的，但她付出了極大的努力，從對母親遺棄她而感到的憤怒，到知道母親並沒有遺棄她而感到的憤怒，到氣她自己，到原諒自己，並懷抱她所接受到關於能夠永遠依靠自己的偉大課題。

而此刻我要告訴你，我如何改變自己的故事。

有一次，我在美國西南部的謝伊峽谷（Canyon de chelly）與一位年長的納瓦霍族醫女套交情。在我們交談的過程中，這位名為**夏洛特**的女士問到我是誰以及我的家庭如何等等。我回答她我在古巴出生，在我小時候，有一場可怕的革命讓我看到許多苦難，也因為政治上的因素，父親在我年少時必須經常離開我們，因此我就在沒有一個男性的正面榜樣下被扶養長大。

這位老婦人對我報以微笑，而我覺得該是輪到我問她她是誰以及她做過些什麼的時候。她的回應把我的思緒帶了回來，她說：「這紅岩峽谷壁是我，這沙漠的風是我，那邊那位保留區內今天尚未進食的小孩是我。」

我心想，多麼有趣的故事啊，比我自己的有趣多了。我後來才明白，我的故事大部分是被自己的經驗，以及當時的大眾心理學所形塑出來的。

就在我決定改變自己的故事這一天，我不再是一個不知鄉關何處的小孩；不再是在那場駭人的革命中，不知該奮戰或逃亡，而只能任由自己受傷的年輕小伙子；也不再是那個為了成為男人，而需要老式榜樣的稚嫩男孩。但我發現自己無法光靠改變我的頭腦對它的感覺，或在理智上決定要成為不一樣的人，就能改變自己的故事。不，我需要把陳舊大腦的思維，轉換成前額葉皮質的智慧。這意謂我必須將自己舊有的神話擺在一旁——甚至去除，並為剩下的旅程建構新的地圖。

同樣地，你可以轉變你那匱乏、失怙、失落與受苦的故事，成為更雄偉、尊貴的史詩。你可以像悉達多這位年輕的王子，離開皇宮中輕鬆卻乏善可陳的生活，進而受到啟迪並悟道成為佛陀。

但要改變你的故事與為你的大腦換上新線路，你必須平撫自己的HPA軸，以便能從戰或逃的麻痺狀態脫身，停止以憤怒和暴力回應面對的人與狀況，並且終止逃離或躲藏的行為。

老一輩的薩滿知道，一個人要從創傷中療癒，他必須去發現一個新的個人神話。在當中，他或她結束了自己成為糟糕的童年、失敗的婚姻、疾病或歷史自身的受害者。薩滿們知道這個人需要繪製出一張宏偉的畫布，並把自己描寫成一位英雄式的旅人與探險家。

當我們明白自己生命的故事不但是神經網絡的產物，也形塑了我們的神經生理，我們就能夠選擇改變自己的故事改變我們的大腦。一旦我們改變了大腦，就能夠開始擁有嶄新且具原創性的經驗，從而建構出更多有創造力的故事。以這樣的方式，如同洗手時雙手互相搓洗一般，我們的經驗形塑大腦，而大腦形塑我們的故事並賦予活力。我們生命中有兩個主要的故事：一個寫在我們的遺傳密碼上，且多數人認為是固定而一成不變的；另一個是我們有自覺地說給自己聽的心理故事——且會一而再、再而三地言說。這些故事是互相連結的，因為後者的章節與篇幅，通常是我們雙親的生活與掙扎之編輯拙劣的故事版本。

之前的「重新選擇你的遺傳命運」練習，將幫你改寫自己的遺傳故事。而下一個練習，將教你如何編輯那界定你人生旅程的故事。

## 練習：我們就是自己的故事

拿起一張紙和一支筆，寫下一頁以「從前有一天……」為開頭的童話故事，其中包含一位王子或公主，一位戰士以及一條龍，但讓故事自然開展，讓你編排的其他角色與冒險使故事更具複雜性。如果你認為這聽起來有些孩子氣，那就允許自己孩子氣一下也無妨。

現在，把書放下，並且在你繼續閱讀有關這個練習的結果之前，先嘗試這個練習。在今天稍晚或明天，找一位了解這個童話故事的重要性並能幫助你的人。大聲唸出你的故事給朋友或夥伴聽，並找出主題是什麼樣的類型：冒險、羅曼史、絕望的故事或者是愛或財富的追尋。主角是誰？是公主、龍、戰士或是另一個角色呢？現在，把語態從過去式改為現在式，並且以第一人稱取得主角的所有行動。舉例來說，你可以把「在公主的城堡被攻破之後，國王就離開她了。」改成「在我的城堡被攻破之後，國王就離開我了。」

注意此時故事的語調與重要性如何改變，這將會揭露出某些銘刻在你的大腦原始神經網絡的信念。

現在，重寫這個故事，塑造你的角色，成為尋找生命意義旅程的英雄或女英雄。把劇情從「一個在城堡被包圍時，被她家人所遺棄的公主」改為「一位遵從她內心召喚的勇敢少女，不論她必須面對的所有逆境是什麼，仍毅然地踏上探索這個世界，追尋她生命中的目標以及她存在理由的旅程。」

舉例而言，當你重寫自己個人的故事時，你將會發現父母親的離婚並不是你被遺棄的故事，而是讓你在生命早年學習韌性與勇氣的機會；沒有結婚並不代表你的愛情失敗，而是發展出你對他人的照護與寬容；因生活的境遇而感到謙卑，是把驕傲擱在一旁並實踐謙遜的好時機。

接著，像是讀著寓言故事般讀你重寫過的故事，辨認出那些在你的生命故事以及在你生命中經歷的恩典與教誨。

當你讀著它時，記得此時你的前額葉皮質，正為你鋪上一條有關喜悅、內在平和與啟蒙之新神經網絡的道路。

## 薩滿浴

這是個非常適合用來淨化與療癒的沐浴配方，只要你喜歡可時常重複使用，特別是在你的斷食日那天。鼠尾草常被美洲境內的薩滿們用來「薰淨」，以及清理個人或環境的能量。

### 薩滿浴配方

半杯食用小蘇打粉

半杯海鹽

十滴鼠尾草精油

將上述成分倒進裝滿溫水的浴缸，把身體泡在裡面二十分鐘。

沖洗乾淨。

直接上床睡覺。

第十四章

# 啟動你的大腦計畫

到目前為止，你在本書所讀到的是科學與靈性、事實與傳統、歷史與史前史的密切結合。

在接下來的頁次中，你將會得到關於飲食、斷食、膳食補充品、身體鍛鍊、薩滿修習、靜心以及觀想練習的指導。這個計畫意味著五週的密集操練，繼之以較為適度且規律的維持練習。

你即將展開一段邁向啟蒙的旅程。你將會經驗到在本書稍早的章節中隨處在描述的益處，特別是建構新的神經通路；這通路將會幫你從創傷中療癒，以及經驗內在的平和與啟蒙。

如果可能的話，從滿月的那天開始「啟動你的大腦計畫」。

**重要提示：**這個計畫包含斷食。在參與這個或其他斷食計畫前，請先諮詢你的醫師，特別是糖尿病患者、有低血糖並正在服用藥物者，或是任何其他的身體狀況；你認為必須和你的醫師或專業的保健醫師討論的話，請先這麼做。

## 第一週

在這一週內，你將開始一段會使你感受到顯著的身體變化，以及對自己的存有產生深刻經驗的旅程。這取決於你的生活方式，你有可能不會察覺這些變化，而且甚至有可能在身體開始去除毒素時，會經歷有那麼一些的不適。

### 飲食

**有機食品：**盡量選擇多一點你能取得的有機食物。如果有經濟上的考量，請確定在以下這些種類的食物中選擇有機的產品，因為它們是最有可能被汙染的：蘋果、桃子、油桃、梨子、草莓、櫻桃、進口葡萄、芹菜、甜椒、菠菜、萵苣以及馬鈴薯。

**過敏原**：在開始的第一週內，調整你的飲食，減少食用可能含有過敏原的食物。最常有過敏原的是含有麩質的食物——如小麥、大麥、黑麥，以及乳製品。

要從你的飲食中完全去除麩質也許相當具有挑戰性，所以在實行之前，你也許會希望請醫師幫你做一個簡單的血液檢查，看看是否有對麩質過敏。如果檢查結果呈現陰性，代表你不是會對麩質過敏的體質，那就不需要避免含麩質的食物❶。在你完成「啟動你的大腦計畫」之後，有一個可以讓你長期沿用的好主意：考慮去做一個對食物過敏的血液綜合評估檢查，像是由日內瓦診斷實驗室提供的綜合食物過敏組合檢驗。這個一般的血液評估，將會判定你對八十八種常見食物獨特水平的敏感性❷。這個試驗根據你的敏感性，提供了食物的分級。一般我們會建議患者，從他們的飲食中永遠去除分級級別為2+或3+的所有食物。當然，在「啟動你的大腦計畫」中也是如此。

盡量根絕糖與其他簡單的碳水化合物，例如高度精製的麵粉。這代表不要吃以加工過的麵粉做成的麵食或麵包。反之，選擇由全穀物麵粉製作的產品，你可以在健康食品店買到這些食品。

**脂肪**：此刻也是開始著眼在你飲食中脂肪的時候了。雖然聽起來有違常理，但膳食脂肪對大腦是「好的」。當你記得大腦有70%是脂肪構成的，而其來源就在你的飲食中，感覺起來就合理多了。因此，與其說是你飲食中脂肪的「數量」，倒不如說是吃進去的脂肪「類型」造成我們認知的區別。吃進由飽和、氫化脂肪製成的食品，不僅造成較低功能的大腦，增加罹患如阿茲海默症與帕金森氏症這類疾病的風險，而且也會使大腦機能日益受損，並同時增加罹患諸多現今在我們的社會中流行的全身性疾病的風險，例如糖尿病、憂鬱症、高血壓，以及冠狀動脈疾病等。現在正是在你的飲食中注入DHA的泉源，以及像是有機初榨橄欖油這類好脂肪的時候，它們能幫助你保護大腦免於阿茲海默症的侵犯。現今有新的研究發現，在初榨橄欖油中有一種橄欖油辣素（oleocanthal）的化合物，會修改名為ADDLs（β-澱粉樣蛋白瀰散配體）的蛋白質，它會干擾正常的神經機能，並會引發記憶力的喪失。這些修改減少了ADDLs對大腦的損傷。

**酒精**：雖然女性每日飲用一份酒精性飲料，男性每日一至二份已經證明可以降低認知衰退甚至阿茲海默症的風險，我們還是建議在「啟動你的大腦計畫」起初前四週，不要喝酒及酒精性飲料❸。

**咖啡因**：中止咖啡因的攝取，你可以在稍後重新引入。

**戒斷症狀**：如果你是嗜吃糖、咖啡因或酒精的人，你可能會經歷明顯的戒斷症狀。

戒斷症狀涵蓋的範圍很廣，可能包括從頭痛、憂鬱、疲倦與心情起伏不定，到噁心、嘔吐、失眠以及發燒等等，端視你放棄哪種物質而定。

要對治這些症狀，每天多喝八盎司（約 250 cc）的水二或三次，最好是礦泉水或逆滲透純水，並用以下所介紹的方法靜心。要接受自己開始感覺變好之前，可能必須有覺得變糟一些的陣痛期。

## 斷食

第一週內別斷食。

## 膳食補充品

在你的飲食中加入以下的天然補充品：

- **素食的 DHA**：每天 1000 毫克。

典型素食的 DHA 是一顆 200 毫克膠囊的形式，所以每天服用五顆膠囊，可以一次服用或一天之內以分割劑量的方式服用，伴不伴隨食物皆可，記得放冰箱冷藏。

- **有機初榨橄欖油**：每天一湯匙，可以加入沙拉醬料中或淋在蒸煮過的蔬菜上，結合鮮榨蔬菜汁或與全穀物麵包一起吃。油品必須以未經烹調的方式食用，所以烹調用的橄欖油並不計入此項需求中。
- **α-硫辛酸，控制釋放劑型**：每天 600 毫克，飯前 30 分鐘或空腹服用。你可從 www.Xymogen.com在商品名 ALAmaxCR 裡面取得相關訊息。
- **有機初榨椰子油**：每天早晨服用一湯匙。你可以隨意加入冰沙之中，或塗抹在全穀物麵包上食用。此外，椰子油的膠囊目前也已經上市。
- **紫檀芪**＊：每天早晚各服用 50 毫克，伴不伴隨食物皆可。
- **蘿蔔硫素**＊：每天早晚各服用 30 毫克，伴不伴隨食物皆可。
- **從薑黃萃取物而來的薑黃素**＊：每天早晚各服用 200 毫克，伴不伴隨食物皆可。
- **綠茶萃取物**＊：每天早晚各服用 200 毫克，伴不伴隨食物皆可。

打＊號的補充品都包含在一顆 Nrf2 活化劑的膠囊內，你可由 Xymogen 這一品牌取得：請上網 www.Xymogen.com 查詢。Nrf2 活化劑內也含有胡椒鹼，它是一種胡椒的萃取物，可以顯著提升這個獨特補充品中活性成分的吸收。

## 身體鍛鍊

請求你的醫師幫忙判斷你的運動容許量。

**健美操**：每天二十分鐘，以持續的步調做有氧運動（走路、騎自行車或慢跑）——如果你的身體狀況很好，可多做一些時間。設定你的標的脈搏速率等於「180 減掉你的年齡」，除非你的醫師有另外的建議。熱身或降溫的時間不包含在這二十分鐘內。

**瑜伽／伸展**：練習瑜伽或類似的伸展／柔軟運動，一週至少做兩次，每次至少三十分鐘。

## 薩滿修習

**薩滿浴**：每週享受一次，自己選擇一天，晚上睡前泡。

**平撫你的 HPA 軸：**每週做這個練習兩次，晚上睡前做。

## 靜心

參加「啟動你的大腦計畫」之每日行星和平冥想，你可以從 www.PowerUpYourBrain.com 這個網站下載——它附有一個影像檔，可作為你電腦的螢幕保護程式。當你做這個靜心的時候，試著與全球同一時間也在做這靜心的其他人調諧一致。

## 關係

反省你與自己以及他人的關係，特別是那些對你而言很重要的人。想想這些人是誰，還有你今天要如何與他們接觸。你如何頌揚你所愛的人？你如何榮耀自己？沉思你與所有人類，以及地球上所有造物之間的相互連繫。當你準備用餐時，想像所有對你面前的食物做出貢獻的不同植物、動物與人。不僅包括農夫、種植者和飼養家畜的人，還包括經營者、貨車司機與雜貨商，為他們說出一段簡短的祝福祈禱。

## 第二週 到 第四週

當你從第二週向前進展到第四週，你可能會經歷對自己存有的高度覺察，並對自己有更大的讚賞，生命中的焦慮與憤怒逐漸遞減。當你在雜貨店的結帳櫃檯前，對著在你面前插隊的人展開笑顏時，你就往開明的生活更近了一步。

### 飲食

繼續選擇盡量多一些的有機食品。

繼續避開過敏原、飽和與氫化的脂肪、酒精與咖啡因。

**蔬菜與水果：**每天食用至少五到六份的新鮮蔬果。當無法取得新鮮產品時，選擇冷藏而非罐裝的形式。

**碳水化合物：**降低你的碳水化合物攝取到每天只食用一份——兩片全穀物麵包或一份全穀物麵食，或是穀麥（cereals）（除非你非常賣力地運動。那樣的話，你的身體需要增加複合碳水化合物的量，例如全穀物麥片、麵食或麵包）。

## 斷食

在這部分的計畫裡，你需要斷食兩次：一次在第二週，另一次在第三週。選擇一天做斷食。

如果你在滿月那天開始進行這項計畫，那麼在這第二週的第四天會是滿月後的第十一天。依據阿育吠陀典籍（如第十二章所提及）中所描述，這天將是斷食與靜心的理想日子。這會使你的斷食與其他參加這項計畫的人同步，並且深化你的靜心經驗，因為你與他們在能量層面上是連結在一起的。

如果你無法在第二週的第四天進行斷食，那麼選擇在沒有費心力的事務或個人職責的那天進行。

在第三週期間再做一次斷食，最理想的是在第一次斷食後一週。

第四週不要斷食。

在你斷食日的當天，喝下充足的水分。

假使你覺得斷食是一個巨大的挑戰，吃些新鮮的水果；像是在你斷食那天，吃幾片柳橙。再次強調，在參與斷食計畫之前，事先與你的醫師商量是很重要的。尤其如果你是糖尿病患者、有低血糖、正在服用藥物，或是正經歷其他堪憂的身體狀況。

## 膳食補充品

比照第一週所建議的相同補充品。

在斷食那天，繼續服用所有的營養補充品，但在下午多加一湯匙的椰子油與一湯匙的橄欖油。服用雙倍劑量的紫檀芪、蘿蔔硫素、薑黃素（從薑黃萃取物而來），以及兩次的綠茶萃取物，但僅限於這一天，或是單純在早晚各服用兩顆 Nrf2 活化劑的膠囊。

## 身體鍛鍊

練習瑜伽或類似的伸展／柔軟運動計畫，一週至少兩次，一次至少三十分鐘。

如果有可能，增加你的日常有氧運動到三十分鐘，並在斷食那天避免有氧運動。

## 薩滿修習

運用建立神聖空間的祈禱，或是你自創或選擇的類似祈禱。在薩滿修習開始前與結束後，開啟與關閉神聖空間。

- **凝視天空**：在每天日出時做這個練習。
- **夢瑜伽與清明夢**：每天晚上做這個練習。
- **平撫你的 HPA 軸**：每週二次，在晚上睡覺前做這個練習。
- **重新選擇你的遺傳命運**：每週做這個靜心一次。
- **我們就是自己的故事**：在週間做這個練習一次，並且以英雄的姿態，展開你新的人生故事與個人的神話。
- **薩滿浴**：每週一次，在晚上睡覺前入浴享受。

## 靜心

參加「啟動你的大腦計畫」之每日行星冥想，從 www.PowerUpYourBrain.com 網站下載這個和平行星冥想——它會附加一個影像檔，可作為你電腦的螢幕保護程式。當你做這個靜心時，試著和全球其他也參與這個靜心的人們調諧一致。

每一天之中，經常花些時間去有意識地注意自己的呼吸來培育寂靜感。做深而長的呼吸，並感受空氣在身體內進出的感覺，注意當你呼吸時身體內的感受。當你的呼吸變得愈來愈有韻律時，你將會發現內在平和的感覺逐漸滋長。

## 關係

去除有害的關係。為你必須原諒的人列一張清單，並練習在第十三章所提到的「徹底的寬恕」。

## 第五週

在第五週，你將帶著更大的覺察以及對自身存有的肯定，繼續英雄的旅程。你正朝向啟蒙之路邁進。

當你去除體內和大腦內的毒素，你會注意到自己的感覺變得更加細膩；色彩變得更鮮明，感受變得更深且更明晰。而其他的器官，包括觸覺、聽覺及嗅覺都會變得更敏銳。你也會發現以前曾讓你備感壓力或感到被脅迫的狀況，現在都能更為優雅大方地面對。當你的大腦變得更明晰，你的靜心也變得更駕輕就熟。你腦袋中的噪音也大幅度地降低了。

### 飲食

繼續盡可能選擇多種隨手可得的有機食品。

繼續避開過敏原、飽和與氫化的脂肪以及咖啡因。

繼續食用大量的全蔬果——每天至少五至六份。

繼續每天食用一份碳水化合物。

**酒精**：如果你想要的話可以喝些酒，最好是有機紅酒。最多在晚餐時喝一杯，這週最多飲用三次，在斷食日不要喝酒。

**熱量攝取**：落實降低熱量；或者，如果你吃進的卡路里是在建議的水平，就不用做任何改變——不必再進一步限制熱量的攝取。

女性：降低每日的熱量攝取到2000大卡，或依醫師的建議執行。

男性：降低每日的熱量攝取到2550大卡，或依醫師的建議執行。

請記住這只是一般性的建議。如需根據你的身高、活動的級別、肌肉發達程度、代謝、潛在的醫療狀況、藥物使用以及其他因素的特定建議，請諮詢你的醫師或營養師。

## 斷食

在這週內你將斷食一天。

如果可能的話，選擇滿月後的第十一天，一個理想的斷食與靜心日。由於這天你在能量上與其他採用這個計畫的人是互相連結的，這將使你的斷食與他們同步，並加深你的靜心體驗。

## 膳食補充品

比照第一週同樣的建議服用。

在斷食那一天，繼續服用所有的營養補充品，但在下午加喝第二湯匙的椰子油和橄欖油。服用雙倍劑量的紫檀芪、蘿蔔硫素、薑黃素（從薑黃萃取物而來），以及綠茶萃取物，但僅限這天，或是單純在早晚各服用兩顆 Nrf2 活化劑的膠囊。

## 身體鍛鍊

練習瑜伽或類似的伸展/柔軟計畫，每週至少兩次，每次至少三十分鐘。

把每天的身體鍛鍊減少到每週五次，但可能的話，把每次鍛鍊的時間增加到四十至四十五分鐘。

把不鍛鍊的日子調整到與斷食同一天。

## 薩滿修習

在進行薩滿修習時，先以建立神聖空間的祈禱，或是以你自創或選擇的類似祈禱開啟與關閉神聖空間。

每天早上日出時做凝視天空的練習。

每天晚上做夢瑜伽與清明夢的練習。

在本週內選擇兩天晚上睡前，做平撫你的HPA軸練習。

本週選擇一天晚上，享受一次睡前的薩滿浴。

## 靜心

參與「啟動你的大腦計畫」之每日行星冥想，下載每天的影像檔，當作你電腦的螢幕保護程式。將自己的頻率對準全人類的全球網絡，與世界各地在同一時間做這個靜心的人調諧一致。

在每天之中，時常覺察自己的呼吸來培育寂靜感。

## 關係

請求任何曾被你錯待之人的寬恕。在郵件中留下手寫的便條給他們，或與他們通電話並直接說你很抱歉。「對不起」是我們的高層大腦所明白的話語中，最有力量的語句之一。然後練習第十三章中提到的「徹底的寬恕」，原諒那些你認為曾經錯待你的人。

## 在那之後

現在，在實行「啟動你的大腦計畫」五週之後，你在朝向療癒大腦的旅程上已經走得很穩健了。這樣的大腦愈來愈能從壓力與創傷的毀損效應中解脫，而為啟蒙做好了準備。

## 飲食

繼續選擇可隨手取得盡可能的多種有機食品。

繼續避開過敏原及飽和與氫化的脂肪。

繼續食用大量的全蔬果，每天至少五至六份。

繼續每天只吃一份碳水化合物，以及最多一天一杯紅酒（如果你想喝的話），但別在斷食日飲用。

繼續你限制熱量攝取的計畫。女性每天上限為 2000 大卡，男性每天上限為 2550 大卡。記住這只是一般性的建議，如有特別的需求與建議，請諮詢你的醫師或營養師。

**咖啡因**：如果你希望的話，重新以茶或咖啡的形式引入咖啡因，一天不要攝取超過 60 毫克的咖啡因，最好早上飲用。

看一下標示。典型一杯煮好的八盎司咖啡，視其種類和研磨的粗細，含有 60 毫克至 120 毫克的咖啡因。而一杯八盎司的綠茶含有可預測之 20 毫克的咖啡因，一杯八盎司的紅茶則含有 45 毫克。

仔細監測你對咖啡因的反應。如果有過度刺激的症狀，像是失眠的話，就減少飲用一些，並遵循這個方式運用咖啡因。

## 斷食

繼續每個月斷食一天，在滿月後的第十一天最好。

## 膳食補充品

繼續服用你的營養補充品。

在斷食那一天，如同之前第291頁所述，增加日常補充品的服用量。

## 身體鍛鍊

練習瑜伽或其他類似的伸展／柔軟運動計畫，每週至少兩次，每次至少三十分鐘。

繼續做有氧運動，一週五天，每天至少四十至四十五分鐘。在你斷食那一天避免做有氧運動。

## 薩滿修習

繼續以下的薩滿修習：建立神聖空間、凝視天空、夢瑜伽、清明夢、平撫你的HPA軸以及薩滿浴。

## 靜心

參加「啟動你的大腦計畫」之每日行星冥想，從 www.PowerUpYourBrain.com 網站下載這個和平靜心以及附加的影像檔，你可以當作電腦的螢幕保護程式。當你做這個靜心時，試著與全球其他同一時間做靜心的人們調諧一致。

在每一天之中，經常花些時間有意識地覺察自己的呼吸來培育寂靜感。做深而長的呼吸，去感受空氣在身體裡進進出出。當你呼吸時注意身體的感覺，而當呼吸變得更有韻律時，你會發現內在的平和感逐漸滋長。

## 關係

與能提升和啟發你的人發展關係。審慎選擇你的朋友，並像園丁照料他的花一般地關心他們。在你餘生這段願意相濡以沫的友誼上，投注主要的時間與精力。

| 第一週 | |
|---|---|
| **飲食** | |
| ● 有機食品：選用<br>● 過敏原：減低<br>● 脂肪：避免飽和與氫化油脂<br>● 酒精：避免<br>● 咖啡因：避免 | ● 蔬菜與水果：如常，不須改變<br>● 碳水化合物：如常，不須改變<br>● 熱量攝取：如常，不須改變<br>● 斷食：這週不斷食 |
| **膳食補充品** | |
| ● 素食形式的DHA：每天1000毫克<br>● 橄欖油：每天一湯匙 | ● 紫檀芪*：早晚各50毫克<br>● 蘿蔔硫素*：早晚各30毫克 |

| | |
|---|---|
| • α-硫辛酸：每天 600 毫克，飯前 30 分鐘服用 | • 薑黃素*：早晚各 200 毫克<br>• 綠茶萃取物*：早晚各 200 毫克 |
| • 椰子油：有機初榨，每天早上一湯匙 | |
| *註：這些成分皆包含在一顆 Nrf2 活化劑的膠囊內，由品牌 Xymogen 提供使用。 | |
| **身體鍛鍊** | |
| • 有氧運動（健美操）：每天二十分鐘 | • 瑜伽／伸展：一週至少兩次 |
| **薩滿修習** | |
| • 平撫你的 HPA 軸：本週內做兩次，在睡前做 | • 薩滿浴：本週一次，一天結束就寢前做 |
| **靜心** | |
| • 行星冥想：每天做 | |
| **關係** | |
| • 讚許你自己以及親近你的人 | • 想像地球的全部存有之間的相互連繫 |

**第二～四週**

| | | |
|---|---|---|
| **飲食** | ● 有機食品：選用<br>● 過敏原：避免<br>● 脂肪：避免飽和與氫化油脂<br>● 酒精：避免<br>● 咖啡因：避免 | ● 蔬菜與水果：增量<br>● 碳水化合物：減少至每日一份<br>● 熱量攝取：如常，不須改變<br>● 斷食：第二及第三週各斷食一次，第四週不斷食 |
| **膳食補充品** | ● 素食形式的 DHA：每天 1000 毫克<br>● 橄欖油：每天一湯匙，斷食日那天多加一湯匙<br>● α-硫辛酸：每天 600 毫克，飯前 30 分鐘服用<br>● 椰子油：有機初榨，每天早上一湯匙，斷食日那天多加一湯匙 | ● 紫檀芪*：早晚各 50 毫克，斷食日那天加倍服用<br>● 蘿蔔硫素*：早晚各 30 毫克，斷食日那天加倍服用<br>● 薑黃素*：早晚各 200 毫克，斷食日那天加倍服用<br>● 綠茶萃取物*：早晚各 200 毫克，斷食日那天加倍服用 |

*註：這些成分皆包含在一顆 Nrf2 活化劑的膠囊內，由品牌 Xymogen 提供使用。

| | |
|---|---|
| **身體鍛鍊** | |
| ● 健美操：每天三十分鐘，斷食日那天別運動 | ● 瑜伽／伸展：每週至少兩次，斷食日那天別做 |
| **薩滿修習** | |
| ● 建立神聖空間：每天在進行任何薩滿修習之前做 | ● 薩滿浴：每週一次，一天結束就寢前做 |
| ● 平撫你的 HPA 軸：每週兩次，晚上做 | ● 凝視天空：每天日出時做 |
| ● 重新選擇你的遺傳命運：每週一次 | ● 夢瑜伽：每天做 |
| | ● 清明夢：每天做 |
| | ● 我們就是自己的故事：每週一次 |
| **靜心** | |
| ● 行星冥想：每天做 | ● 呼吸覺察：時常做 |
| **關係** | |
| ● 去除有害的關係 | ● 實踐徹底的寬恕 |

## 第五週

### 飲食

- 有機食品：選用
- 過敏原：避免
- 脂肪：偏好低碳水化合物，低飽和脂肪
- 酒精：紅酒，需要的話一週三次，每次一杯（斷食日不要飲用）
- 咖啡因：避免
- 蔬菜與水果：增量
- 碳水化合物：每天一份
- 熱量攝取：女性減至每日 2000 大卡，男性減至每日 2550 大卡
- 斷食：每週一次

### 膳食補充品

- 素食形式的 DHA：每天 1000 毫克
- 橄欖油：每天一湯匙，斷食日那天多加一湯匙
- α-硫辛酸：每天 600 毫克，飯前 30 分鐘服用
- 紫檀芪*：早晚各 50 毫克，斷食日那天加倍服用
- 蘿蔔硫素*：早晚各 30 毫克，斷食日那天加倍服用
- 薑黃素*：早晚各 200 毫克，斷食日那天加倍服用

| | |
|---|---|
| • 椰子油：有機初榨，每天早上一湯匙，斷食日那天多加一湯匙 | • 綠茶萃取物*：早晚各 200 毫克，斷食日那天加倍服用 |
| *註：這些成分皆包含在一顆 Nrf2 活化劑的膠囊內，由品牌 Xymogen 提供使用。 | |
| **身體鍛鍊** | |
| • 健美操：每週五天，每天四十至四十五分鐘，斷食日那天別做 | • 瑜伽／伸展：每週至少兩次，斷食日那天別做 |
| **薩滿修習** | |
| • 建立神聖空間：在進行任何薩滿修習之前做<br>• 平撫你的 HPA 軸：每週兩次，晚上做 | • 薩滿浴：每週一次，一天結束就寢前做<br>• 凝視天空：每天日出時做<br>• 夢瑜伽：每天做<br>• 清明夢：每天做 |
| **靜心** | |
| • 行星冥想：每天做 | • 呼吸覺察：時常做 |
| **關係** | |
| • 請求寬恕 | • 實踐徹底的寬恕，諒解自己與他人 |

**在那之後**

**飲食**

- 有機食品：選用
- 過敏原：避開
- 脂肪：偏好低碳水化合物，低飽和脂肪
- 酒精：紅酒，需要的話一週三次，一次一杯（斷食日那天不要飲用）
- 咖啡因：如果需要，可喝茶或咖啡，但咖啡因最多每天 60 毫克
- 蔬菜與水果：增量
- 碳水化合物：每天一份
- 熱量攝取：女性減至每天 2000 大卡，男性減至每天 2550 大卡
- 斷食：每週一次

**膳食補充品**

- 素食形式的 DHA：每天 1000 毫克
- 橄欖油：每天一湯匙，斷食日那天多加一湯匙
- $\alpha$-硫辛酸：每天 600 毫克，飯前 30 分鐘服用
- 紫檀芪*：早晚各 50 毫克，斷食日那天加倍服用
- 蘿蔔硫素*：早晚各 30 毫克，斷食日那天加倍服用
- 薑黃素*：早晚各 200 毫克，斷食日那天加倍服用

- 椰子油：有機初榨，每天早上一湯匙，斷食日那天多加一湯匙
- 綠茶萃取物*：早晚各 200 毫克，斷食日那天加倍服用

*註：這些成分皆包含在一顆 Nrf2 活化劑的膠囊內，由品牌 Xymogen 提供使用。

**身體鍛鍊**

- 健美操：每週五天，每天四十至四十五分鐘，斷食日那天不做
- 瑜伽／伸展：每週至少兩次，斷食日那天不做

**薩滿修習**

- 建立神聖空間：在進行任何薩滿修習之前做
- 凝視天空：每天日出時做
- 平撫你的 HPA 軸：需要的時候做
- 夢瑜伽：每天做
- 薩滿浴：每週一次，在一天結束後做
- 清明夢：每天做

**靜心**

- 行星冥想：每天做
- 呼吸覺察：時常做

**關係**

- 與那些提升和啟發你的人們建立關係

第十五章

# 尋找你的靈魂

尋找靈魂這件事讓人類沉迷了數個世紀。起先，我們的老祖宗認為靈魂在心中占有一席之地；後來，有數個其他的器官，包括肝臟與脾臟，都成為容納靈魂的候補者。最後，當我們無法在這些部位發現靈魂時，我們就認定了它必定住在頭殼裡，在大腦裡面。然而，古埃及人卻不認為大腦有什麼用處：當他們悉心地把已逝者所有的器官作成木乃伊保存時，卻從鼻道裡插進一根麥管到顱腔內，將腦引流出來，並把這一團血糊糊的組織倒掉。

今日，大多數的科學家會認為，我們所謂的意識是大腦的伴隨現象，或次要的副產物。也就是說，是大腦內的神經線路建構了意識。事實上，DNA的發現者之一，法蘭西斯・克里克（Francis Crick）在他的書《驚人的假說：靈魂的科學探索》中指出：「關於靈魂你能學到的所有事情，都可以在研究人類大腦的運作中發現。反之，薩滿們比較傾向於相信相反的結論，亦即大腦是意識的伴隨現象，而且意識運用了複雜的演化機制，來建立能讓我們覺察到自己本身和宇宙的神經線路。」

也許有一天我們會發現，現代的科學家與遠古的薩滿和神祕主義者**都是**對的。也許科學家會發現，的確，我們不只是一袋神經元；或許神祕主義者也將發現大腦和身體兩者都是意識的要素。但假使我們無須等待頂尖科學家與靈性導師來定奪這件事的結果會是如何？又要是我們能夠自己主導這項實驗的話呢？

## 一切肇始之字眼

一度僅能由宗教解答的，科學提供了答案。當這些科學性的答案最初被發現時，它們看起來就像是相對於既定秩序的異端邪說。我們曾經相信世界是在六千年前被創造的，地球是平的，而我們這一顆藍綠色的行星則位於宇宙的中心。當伽利略嘗試去闡述哥白尼的發現，也就是地球繞著太陽公轉這個現象背後的科學時，他就因為這是異端的說辭而被判決軟禁在家。然而，時至今日，每個人都接受了地球不是宇宙的中心這一個事實。

許多宗教信仰教導我們，靈魂是永生的，即使我們的肉體最終皆歸於塵土。唯物主義的科學家當然也會認為，能量與物質是不能被摧毀的，而我們身體內的每個粒子都將被回收成為河流、老鷹與星辰的一部分。

不過，薩滿們相信：對我們每一個人來說，去經歷自己永恆的那個面向是有可能的。

✣ ✣ ✣ ✣ ✣ ✣

## 阿貝托：用心思考，由頭感受

我還記得自己第一次把一顆人類的大腦握在手中的感覺。當時我的朋友布萊恩是一位醫學院的學生，他邀請我參與當晚他的解剖實習的功課——他與他的實習夥伴必須將大腦從大體中取出來。布萊恩的夥伴已經有過這樣的經驗，而且她說未來要從事的是婦產科，因此對這部分的人體解剖並無太大的興趣，所以他只好自己來做。

加州大學解剖學的實驗室有扇沉重、如同死板的體制般灰色的雙重門，開閉時會發出棒狀門栓彈離冷油氈的聲音。房間大約是一個小型倉庫的大小，並有著明亮的藍灰色日光燈。房裡有四排電木面的桌子，上面放著輪廓模糊的物體，且覆蓋著黑色橡膠布。福馬林的惡臭讓我皺鼻。布萊恩在一桶肯德基炸雞和一瓶空啤酒罐旁準備不銹鋼弓鋸，然後從他桌首的高腳椅上滑下來。

布萊恩的大體是一位年輕的女性，身上的橡膠布已被向後折到露出她的上胸部、頸部和頭。她的皮膚就像小牛皮，膚色灰中帶點軍綠色。

「這是珍妮佛。」布萊恩說，「我們已經在一起整個學期了。」他拿起外科鋸接著說：「有關人體的一切，她已經教給我比該學的還要多，我永遠不會忘了她的。」

「布萊恩……」

「今晚她將因我而失去她的頭，而我希望你能在這裡。」

「謝謝。」

他的眼睛用一種平淡而不帶情感的眼光盯著我看。

「這些年頭，如果沒有十萬元的助學貸款以及一年有價的醫學院生涯，你是不會看到斬首這件事的，我以為你會有興趣。」

「為什麼？」

「心理學家啊！」

「是喔！」我說，「當人們丟了他們的腦袋，就會來找我。」

他注視我一會兒，試著去打量我語氣中的意思。

「如果你不想做這件事就別做，」他說：「我只是想——我的意思是，如果你覺得不太舒服的話……。」

「沒關係。」我說。

「如果你寧願……」

我看著那桶炸雞，說：「我只是試著不要碰油炸的食物而已。」那時我還沒準備好要承認我對桌上那具遺體有種奇怪的反感，卻又有種無法抗拒的著迷。他遞給了我一瓶啤酒。

「做完後再吃嗎？」他說。

「如果我們可以的話。」

「嘿！很神奇吧？就在這大廳下面，有一個主持重組 DNA 重要研究的實驗室。再下去一層樓，由神經科醫師、生化學家及電腦權威組成的團隊正在模擬簡單大腦機能的神經通路。但我們卻在這裡，像李奧納多・達文西五百年前所做的那樣，切割死人的遺體。」他環顧整個房間那些被黑布覆蓋的形體說：「我們從背後開始，」他說，「因為要習慣你正要做的事得花點時間，而且如果你不必正對著臉看，操作起來會容易一些——彷彿他們真的會因為你用解剖刀侵犯他們而回望你，而讓你感到愧疚。」

他往下用雙手捧住大體的下巴，她的頭稍稍往後仰。然後，他很果斷地把鋸子的鋸齒放在她頸部外露的脊椎之間的軟骨楔形間隙中。在過程中我無法移開我的目光。當她的頭顱和身體分家之後，布萊恩把它捧在雙手中。當我們交談時，他從抽屜中拿起一根長得很像大型牙科鑽針的器械，把它插入電源插座中，並稍微翻找了一下，拿出一根大約直徑兩英吋的圓盤狀刃片。

「好酒沉甕底。」他一邊說，一邊聽見器械的呼呼聲。

「幫我握住她，好嗎？」

我把頭顱握在雙手間並擺好位置方便他操作，而他順著前額的部位開始用轉動的圓盤刀向下切開。當他沿著頭顱轉三百六十度切穿顱骨時，便關掉了這個小鋸子。鋸子的嗥聲仍在我耳畔嗚嗚作響。空氣中瀰漫一股怪異的焦味，而骨灰的粉塵噴得她滿臉都是並緊貼在睫毛上。布萊恩靠過來並輕輕地吹開它們。

「想想看，」他說，「沒人看過珍妮佛的大腦，你和我是第一個。大師，擊鼓吧！」

他接著把頭蓋骨從頭骨拉開，我就看見了一個人的大腦。我曾經看過許多浮在充滿福馬林的實驗室廣口罐中的大腦，但是當下那一刻對我而言將永遠是鮮明的。

亞里斯多德認為大腦冷卻血液，而思考是心臟的機能。笛卡爾則把大腦形容是一個神經噴泉的幫浦。它也曾被拿來和時鐘、電話總機與電腦相比，然而大腦的機制遠較任何的相似體更為細緻。理論家萊爾・沃森（Lyall Watson）曾寫道，假使大腦簡單到足以讓我們了解它，我們就會單純到無法辦到這件事。而所有這些理論與推測的源頭，就在我面前這一團像核桃形狀、肉肉鼓鼓的灰色物質裡。

布萊恩望著我，並向珍妮佛點頭致意。我再一次將雙手放在她兩側臉上，而布萊恩則小心翼翼地將大腦從她的頭內移出。他站著用手掂估它的分量一會兒，然後把它交給我，它真得很重。

布萊恩打破沉默說：「我也不相信❶。」

那天傍晚，我帶著一片存放一小部分由珍妮佛的大腦取下，切成小方塊薄片的組織玻片，就是那種你會用來做顯微鏡檢查的組織切片。我對自己說，我之後會更仔細地「找看看她的頭裡有什麼」，這個載玻片含有一小片珍妮佛的前額葉皮質。

數週後，我人在古印加帝國的首都庫斯科，同時也是美洲地區中持續有人居住時間最長的城市。印加人的老祖宗們用泥土與稻草建造了原始的結構，而印加人在其上建造了宏偉的巨石殿堂。當時我正在拜訪安東尼歐・莫拉萊斯（Don Antonio Morales）先生，他是我在安地斯山從事治療師與智者的考察時的翻譯與聯絡人，而後來我才發現他是這個地區最偉大的薩滿之一。那天晚上，當我踏進安東尼歐先生的簡樸小屋時，他對我說的第一件事是：「你帶著某人跟你一起來了。」我立刻回答他說，我是一個人來的，但他凝視著我身後，目光延伸到房間後面，並對我說我帶來的客人是不請自來的。然後他開始形容珍妮佛給我聽：她曾經如何過活，誰曾是她心之所繫，以及她最後如何死去。

我只覺得頸後汗毛直豎，我並不習慣有不請自來的訪客伴隨著我，但我回想起自從和布萊恩在解剖實驗室的經歷之後，我就一直睡不安穩。而現在這位年長的智者又告訴我，珍妮佛的靈魂依附在我的身上。

「那是因為你既體貼又有同情心。」這位老者說：「雖然她已經死了，靈魂卻困在生者的世界與神靈的世界之間。她陷入自己無法醒覺的夢魘中，而也許在內心深處的某個地方，她知道你會帶她來我這兒，而我們將會解除她的痛苦。」

這位老者指出，珍妮佛的靈魂依附在一個屬於她，而我未經允許就取走的物件上。我隨即在背包內四處翻找，並抽出那片顯微鏡檢查用的載玻片。

「那是什麼？」安東尼歐先生問道。

我說：「這是她的腦，只是一小片。」

他看著我並皺著眉頭，「你做了一件非常糟糕的事。」他說：「但也許這是最好的安排，現在我們要療癒她並幫助她回到神靈世界的家。」

我與薩滿們一同訓練就從那時候開始。而從那時起，我對自身的靈魂，以及我周遭其他人的靈魂之美開始有了直接而明顯的體驗。我發現靈魂是人的本質中最好的面向，不論有多少醜惡在我們的周遭，我們的這個部分在那兒都能找到美；我們的這個部分不再需要尋求真理，而是把真理帶進每個偶遇裡；我們的這個部分不再需要尋找幸福，而是把喜悅注入每個片刻，這個部分的我們能實踐慈悲並活出簡樸。

薩滿們相信靈魂是作為一個人類，代表美與尊貴的全部。靈魂之所以有成為永恆的可能性，是因為美與尊貴是永恆的。但要經驗這些，我們得先療癒過去的創痛並且成為啟蒙的人。

我們每一個人都能展現的偉大實驗，就是去恢復我們那因痛苦、創傷和壓力而失落的重要面向。以隱喻的用語來說，這是我們自身尚未離開伊甸園的部分。我們依然帶著美在這世界上行走，與河流和樹互相連結，並且能輕鬆欣然地與神對話。我們相信開展這一切的鑰匙，就位於眉毛之上的前額葉皮質內。你的大腦一旦覺醒，我們就能夠經驗大腦的協同作用，並且明瞭自己是誰，以及想從生命中獲得什麼。

# 後　記

## 阿貝托：先知的獎賞

斷食第三天，我人在馬丘比丘遺址下方的南側斜坡上，一個考古學家尚未修復的窟寺裡。那一度餵養整座堡壘人口的廢棄梯田，如今靜靜地躺在我所處的這片遺址露營地的上下方。在洞窟後方有明顯的精緻印加石雕，而在砍倒了長得較高的草之後，我終於能為自己找到較為舒適且可遮陽避雨的落腳處。早上我發現一條蛇盤縮在我睡袋腳邊，顯然是整夜靠著我的體溫來取暖。我不太確定我們雙方誰比較害怕，然而這條蛇還在昏睡狀態，因為昨晚蠻冷的，我得以用一根棍子把牠給哄出洞外。我確信這是牠的洞窟，而我是入侵者；但這由不得商量，往後兩天，這裡將是我的洞窟。

昨天真是純粹的酷刑，接連數天的空腹和我飽受煎熬的頭腦一樣好不到那裡去。我試著靜心，但每次思緒一飄到被我藏在背包底下的巧克力棒時，就忍不住對熱巧克力的滋味垂涎三尺，而我身體的每個細胞是如此渴望這營養豐富的可可與糖啊！最後，直到落日將盡，我扒開背包找到這折磨我的東西，打開錫箔包裝紙，把這塊巧克力棒扔進下方的烏魯班巴河（Urubamba River）。

真是鬆了一口氣！現在，我只剩下隆隆作響的肚子需要擔心了……。

——阿貝托的日記

有人曾經解釋宗教和科學之間的差異給我聽，他是這麼說的：在科學裡你先想出一種假說，再對照事實來測試。如果事實並不支持你的理論，你就把這假說拋棄再想出更好一點的。如果你的假設是石頭會往上掉落，而事實證明你是錯的，那麼你就必須想出一個更好的假定。相較之下，在宗教中，如果事實不支持你的假說，你就摒棄這個證據，直到最好的明證被提出為止，因為宗教是信仰（faith）的領域，不是事實（fact）的。信仰召集男人和女人做出英雄的舉動，並且給他們創作偉大藝術作品的靈感，而事實則很少觸動靈魂或激發想像力。

就宗教而言，愈老愈好，很少有新的宗教誕生；相較來說，科學則是愈新愈好。二十年前的醫學與物理學都是過時的，然而數百年前的宗教仍舊充滿活力而且生氣勃勃。對薩滿來說，老的和新的，過去的和現在的，皆消融於永恆的瞬間。不同於宗教或科學，薩滿並非本於信仰或實證，而是植基於經驗。全球的薩滿、瑜伽士與神祕主義者設計了一系列意識的實驗，任何有意願花時間與精力在這項研究上的人都能複製它。這項優雅簡潔的實驗就是：**讓頭腦平靜並發現內在的先知**。一旦你發現這位先知，開始能在片刻之間放下，在時鐘停止滴答作響而你尚未死去，那麼你就能經驗無限並成為自己命運的主人。

儘管先知通常是能從龜甲上的裂痕解讀帝王的未來，或知道隔天早上野牛將會出現在何處的男人與女人，但其實這是一種深層天賦的外部展現。當先知將凝視的目光轉向內在，他所發現的獎賞則是領會到造物的偉大創造，以及他個人在逐漸揭曉的神聖計畫中所扮演的角色。

安地斯山的薩滿大師將其稱之為「只能意會而無法言傳的智慧」。我並不是個好詩人，並沒有足夠的能力去表達發現內在的先知時，所得到的自由與喜悅。這經驗是給所有有心嘗試的人去發掘的，而它就像人性本身一樣古老。它需要馴服有害情緒這隻大怪獸，這生物就像在亞馬遜讓我心神不寧的巧克力棒那麼可怕，也像赫丘里斯（Hercules）所對付的九頭蛇那樣令人畏懼，每次砍下一顆頭，就會長出兩顆來。

本書中的薩滿修習，是就我所知的方法中最強大有效的。當它們與本書推薦的大腦營養素、膳食建議、斷食、降低熱量以及身體鍛鍊一起結合運用時，將會幫助你從創傷中療癒，並發現全新的內在平和與創造力。它們使你能夠參與人類意識中最古老的經歷。

我們邀請你嘗試這個方案，帶你的大腦出來兜風並見識它的本領。但你的首要之務，是必須擺脫頭腦中的巧克力，把內在喋喋不休的擾人情緒丟入河中，迫使干擾我們的那條昏睡蛇從腳邊離開。接受「啟動你的大腦計畫」吧！在你嘗試過後，記得讓我們知道它運作的效果是否良好！

✣ ✣ ✣ ✣ ✣ ✣

## 蒲大衛：力量最強大的醫藥

我們正站在人類演化下一個量子躍進的門檻上。對生活在這星球上的所有生物而言，如今這是史上第一次，有一個物種將主動而自覺地扮演引導自身遺傳命運的角色。

直到現在，演化都是逐步順應達爾文的學說而行。甚至如我們所敘述，自我導引的演化，可能就是因為選擇追求達爾文的構想，代表了某種「自然選擇」的過程，在某種意義上也可算是進化論者。

擴大神經新生與增進神經可塑性（利用本書所推薦的飲食與生活方式的調整）的終極目的，是開闢一個能夠強化書中所敘述的靜心計畫功效的肥沃園地。在過去這兩年，當此項方案開始推展時，我的工作重心主要針對前者；至於阿貝托，則是因他與安地斯山薩滿豐富的生活與共事經歷，而成為最適合後者的恰當人選。

然而，當這方案有所進展時，阿貝托和我都注意到我們有多麼傾向於一個更為中庸的共同點。我開始把靜心的建議納入我神經科的執業生涯中，而他也開始擁抱已成為我行醫重心的科技與營養的方法。

也因為有著充分結合雙方看似不同方法的基礎，我們在佛羅里達州的那不勒斯提供了為期一週的密集治療計畫，患者據此接受深層且集中的薩滿修習，同時也接受積極與高科技的治療方法，來增進大腦的機能與感受性，後者的方法包括高壓氧治療與靜脈注射穀胱甘肽。

這項方案發展至今，不僅改變了參與者的生活，同時也改變了阿貝托和我的生活。

對於那些在終生的課題中苦苦奮鬥的人們，他們終於能夠得到必要的洞見，來了解與重新引導許多根深柢固且適應不良的回應模式。

顯然，這個方案的整體成效已被證明是比單純個別療效的加總更大得多。而這些成就，正好支持了我們各自機構的計劃發展，亦即智利的能量醫療中心與佛羅里達那不勒斯的蒲氏健康中心。藉著實行在「啟動你的大腦計畫」中所敘述的技巧，來增強抗氧化防護、排毒、粒腺體生長與降低炎症反應所提供的健康裨益，遠遠超過只是提升大腦機能與提高靜心經驗的品質。發炎、自由基的過度作用與毒性，它們代表鞏固一系列與健康有關的病理性生化反應的基礎，這些問題包括冠狀動脈疾病、癌症、關節炎、糖尿病、氣喘、腸躁症以及自閉症。除了疾病之外，留意這些因子也提供了其他的好處，像是單純的幸福感、提升運動表現以及我們對疾病的抵抗力。

過去二十五年來，我執行醫療業務並探索營養生化學的新領域，帶著創新的方法，運用在帶有極具挑戰性疾病的日常照護患者上。然而時至今日，我才真正體認到作為治療方案的一部分，靈性所扮演的關鍵且有力的角色。

✣ ✣ ✣ ✣ ✣ ✣

此刻很明確的是，古老的信仰結合現代有益身心的鍛鍊，也許是所有醫藥之中最為強大的方法——啟動你的大腦來尋找，並獲得全人類所企求的——啟蒙。

# 注釋

## 導言

1. Dan Buettner, The Blue Zones: *Lessons for Living Longer from the People Who've Lived the Longest* (Washington, DC: National Geographic, 2008).

## 第一章　啟蒙的神經科學

1. Marcel Griaule (1898-1956), *The Pale Fox* (1965), translated from the French by Stephen C. Infantino (Chino Valley, AZ: Continuum Foundation, 1986).

2. Stuart R. Hameroff, *Ultimate Computing: Biomolecular Consciousness and Nanotechnology* (New York: Elsevier, 1987); Stuart R. Hameroff, Alfred W. Kaszniak, and Alwyn Scott (eds.), *Toward a Science of Consciousness* (Cambridge: MIT Press, 1996).

3. Jack A. Tuszynski, *The Emerging Physics of Consciousness* (New York: Springer, 2006).

4. His Holiness the Dalai Lama, *Becoming Enlightened* (New York: Atria Books, 2009), 88.

5. Ibid, 217.

## 第二章　強而有力的頭腦

1. W. Edward Craighead and Charles B. Nemeroff, *The Corsini Encyclopedia of Psychology and Behavioral Science*, vol. 3 (New York: John Wiley & Sons, 2001), 1212.

2. Darold A. Treffert, Extraordinary People, Backinprint.com, 2006.

## 第三章　大腦和頭腦的演化

1. Deuteronomy 2:20, King James version.

## 第四章　粒腺體與母性生命力

1. 我們在此作一個科學上的區分：細胞在缺氧的情況下，也有利用其他化學途徑來製造ATP的能力。然而，這被稱為「無氧代謝」（anaerobic metabolism）的過程，它的效率只有「氧化代謝」（oxidative metabolism）的1/18。
2. 嚴謹的科學觀念中，自由基一詞並不單指活性氧化物（reactive oxygen species，或稱ROS），也指涉活性氮化物（reactive nitrogen species，或稱RNS）此種類似的活性物質。不過為了簡化，我們使用自由基一詞來指稱活性氧化物，這在非科學性的刊物中早已成為一種常規。
3. Nick Lane, *Power, Sex, Suicide: Mitochondria and the Meaning of Life* (New York: Oxford University Press, 2005), p. 189.
4. J. F. R. Kerr, A. H. Wyllie, and A. R. Currie, "Apoptosis: A Basic Biological Phenomenon with Wide-Ranging Implications in Tissue Kinetics," *British Journal of Cancer* 26, no. 4

(August 1972): 239-57.

5. D. Harman, "Aging: A Theory Based on Free Radical and Radiation Chemistry," *Journal of Gerontology* 11, no. 3 (1956): 298-300.

6. 參見 Lynn Margulis, *Symbiosis in Cell Evolution*, 2nd ed. (New York: W. H. Freeman, 1992).

## 第五章　神經網絡與頭腦的習性

1. R. C. Kessler et al., "Posttraumatic Stress Disorder in the National Comorbidity Study," *Archives of General Psychiatry* 52, no. 12 (December 1995): 1048-60.

2. Ibid.

3. Julio F. Peres et al., "Cerebral Blood Flow Changes during Retrieval of Traumatic Memories before and after Psychotherapy: A SPECT Study," *Psychological Medicine* 37 (October 2007): 1481-1491.

4. James Hillman, in the Preface to *The Logos of the Soul*, by Evangelos Christou (New York: Spring Publications, 2007): 8.

## 第六章　壓力如何使大腦受傷害

1. Joan Stephenson, "Exposure to Home Pesticides Linked to Parkinson Disease," *Journal of the American Medical Association* 283, no. 23 (June 21, 2000): 3055-56.

2. "First BPA Detection in U.S. Infant Cord Blood," Environmental Working Group Press Release, December 2, 2009.

3. E. Dias-Ferreira et al., "Chronic Stress Causes Frontostriatal Reorganization and Affects Decision-Making," *Science* 325, no. 5940 (July 31, 2009): 621-25.

4. Robert M. Sapolsky quoted in Natalie Angier, "Brain is a Co-Conspirator in a Vicious Stress Loop," *New York Times*, August 17, 2009, http://www.nytimes.com/2009/08/18/science/18angier.html.

5. Robert M. Sapolsky, *Stress, the Aging Brain, and the Mechanisms of Neuron Death* (Cambridge: MIT Press, 1992), 327.

## 第七章　神經可塑性的禮物

1. 參見 Begley, *Train Your Mind, Change Your Brain*, 158.

2. Ibid., 159.

3. Joe Dispenza, *Evolve Your Brain: The Science of Changing Your Mind* (Deerfield Beach, FL: HCI Books, 2007), 193-94.

4. Sharon Begley, "How Thinking Can Change the Brain," *Wall Street Journal*, January 19, 2007, http://online.wsj.com/article/SB116915058061980596.html.

5. Alvaro Pascual-Leone et al., "The Plastic Human Brain Cortex," *Annual Review of Neuroscience* 28 (July 2005): 377-401.

6. Dispenza, *Evolve Your Brain*, 193.

7. 參見 Begley, *Train Your Mind, Change Your Brain*, 152.

8. Jeffrey M. Schwartz and Sharon Begley, *The Mind and the Brain: Neuroplasticity and the Power of Mental Force* (New York: HarperCollins, 2003), 17-18.

9. Andrew Newberg and Mark Robert Waldman, *How God Changes Your Brain: Breakthrough Findings from a Leading Neuroscientist* (New York: Ballantine Books, 2009), 19-20.

10. Ibid., 124.

## 第八章　神經新生：長出新的大腦細胞

1. Begley, *Train Your Mind, Change Your Brain*, 65.

2. His Holiness the Dalai Lama, “Foreword,” ibid., vii-viii.

3. Nicola Lautenschlager et al., “Effect of Physical Activity on Cognitive Function in Older Adults at Risk for Alzheimer’s Disease,” *Journal of the American Medical Association* 300, no. 9 (September 3, 2008): 1027-37.

4. Jennifer Weuve et al., “Physical Activity, Including Walking, and Cognitive Function in Older Women,” *Journal of the American Medical Association* 292, no. 12 (September 22, 2004): 1454-61.

5. A. V. Witte et al., “Caloric Restriction Improves Memory in Elderly Humans,” *Proceeding of the National Academy of Science* 106, no. 4 (January 27, 2009): 1255-60.

6. Mark P. Mattson et al., “Prophylactic Activation of Neuroprotective Stress Response Pathways by Dietary and Behavioral Manipulations,” *NeuroRx* 1, no. 1 (January 2004): 112.

7. Ibid., 113.

8. Yakir Kaufman et al., "Cognitive Decline in Alzheimer Disease: Impact of Spirituality, Religiosity, and QOL," *Neurology* 68 (May 2007): 1509-14.

9. Karin Yurko-Mauro et al., "Results of the MIDAS Trial: Effects of Docosahexaenoic Acid on Physiological and Safety Parameters in Age-Related Cognitive Decline," *Alzheimer's & Dementia* 5, issue 4 (July 2009): 84.

## 第九章　你不會想要的三種狀況

1. William R. Markesbery and Mark A. Lovell, "Damage to Lipids, Proteins, DNA, and RNA in Mild Cognitive Impairment," *Archives of Neurology* 64, no. 7 (July 2007): 954-56.

2. Ibid., 955.

3. Ling Guo et al., "Novel *n*-3 Fatty Acid Oxidation Products Activate Nrf2 by Destabilizing the Association between Keap1 and Cullin3," *Journal of Biological Chemistry* 282 (January 26, 2007):2536.

4. M.R. Vargas et al., "Increased Glutathione Biosynthesis by Nrf2 Activation in Astrocytes Prevents p75NTR-dependent Motor Neuron Apoptosis," *Journal of Neurochemistry* 97,

no. 3 (May 2006): 687-96.

5. Walter F. Stewart et al., "Risk of Alzheimer's Disease and Duration of NSAID Use," *Neurology* 48 (March 1997): 626-32; Honglei Chen et al., "Nonsteroidal Anti-inflammatory Drugs and the Risk of Parkinson's Disease," *Archives of Neurology* 60, no. 8 (August 2003): 1059-64.

6. A. Cagnin et al., "In-Vivo Measurement of Activated Microglia in Dementia," *Lancet* 358 (August 11, 2001): 461-67.

7. Narayanan Venkatesan et al., "Curcumin prevents Adriamycin Nephrotoxicity in Rats," *British Journal of Pharmacology* 129, no. 2 (January 2000): 231-34.

8. T. L. Perry et al., "Parkinson's Disease: A Disorder Due to Nigral Glutathione Deficiency?" *Neuroscience Letters* 33, no. 3 (December 1982): 305-10.

9. D. Perlmutter and D. Townsend, "Parkinson's Disease: New Perspectives," *Townsend Letter for Doctors and Patients* (January 1997): 48-50.

## 第十章 提高能量生成的尖端療法

1. Personal Communication, Dr. Richard Neubauer, December 20, 2006.

2. Glutathione available from Wellness Pharmacy, 3401 Independence Drive, Suite 231, Birmingham, AL 35209; (800) 227-2627

3. G. Sechi et al., "Reduced Intravenous Glutathione in the Treatment of Early Parkinson's Disease," *Progress in Neuro-Psychopharmacology and Biological Psychiatry* 20, no. 7 (October 1996): 1159-70.

4. Christopher A, Shaw (ed.), *Glutathione in the Nervous System* (Boca Raton, FL: CRC Press, 1998), 4.

5. L. Ye et al., "Quantitative Determination of Dithiocarbamates in Human Plasma, Serum, Erythrocytes and Urine: Pharmacokinetics of Broccoli Sprout Isothiocyanates in Humans," *International Journal of Clinical Chemistry* 316, nos. 1-2 (February 2002): 43-53.

## 第十一章 薩滿的恩賜

1. Calvin C. Clawson, *Mathematical Sorcery: Revealing the Secrets of Numbers* (New York:

Basic Books, 2001), 10.

## 第十二章　為啟蒙整備好你的大腦

1. William H. Calvin, *A Brain for All Seasons: Human Evolution and Abrupt Climate Change* (Chicago: University of Chicago Press, 2002), 307.

2. G. F. Cahill, Jr., and R. L. Veech, "Ketoacids? Good Medicine?" *Transactions of the American Clinical and Climatological Association* 114 (2003): 149.

3. M. A. Reger et al., "Effects of Beta-hydroxybutyrate on Cognition in Memory-impaired Adults," *Neurobiology of Aging* 25, no. 3 (March 2004): 311-14.

4. 參見 http://www.treeoflife.nu/media-library/articles-videos-more/why-fast/.

5. Paramahansa Yogananda, *Man's Eternal Quest: Collected Talks and Essays*, vol. 1 (Los Angeles: Self-Realization Fellowship, 1982), 107.

6. Thomas Ryan, CSP, *The Sacred Art of Fasting: Preparing to Practice* (Woodstock, VT: SkyLight Paths Publishing, 2005), 163.

7. N. T. Lautenschlager et al., "Effect of Physical Activity on Cognitive Function in Older

Adults at Risk for Alzheimer's Disease," *Journal of the American Medical Association* 300, no. 9 (September 3, 2008): 1027-37.

8. J. Weuve et al., "Physical Activity, Including Walking, and Cognitive Function in Older Women," *Journal of the American Medical Association* 292, no. 12 (September 2004): 1454-61.

9. R. D. Abbott et al., "Walking and Dementia in Physically Capable Elderly Men," *Journal of the American Medical Association* 292, no. 12 (September 2004): 1447-53.

## 第十三章　薩滿的修習

1. E. Epel et al., "Can Meditation Slow Rate of Cellular Aging? Cognitive Stress, Mindfulness, and Telomeres," *Annals of the New York Academy of Sciences* 1172 (August 2009): 34-53.

2. Poetic rendering of the Yoga Sutras of Patanjali, 1.32, by Alberto Villoldo, in *Yoga, Power, and Spirit: Patanjali the Shaman* (New York: Hay House, 2007), 27.

## 第十四章　啟動你的大腦計畫

1. Celiac Disease Awareness Campaign of the National Institutes of Health, "Provider Points: Testing for Celiac Disease," http://digestive.niddk.nih.gov/ddiseases/pubs/celiactesting/Celiac_Testing_CDAC_PP.pdf.

2. 你的醫師可透過日內瓦診斷實驗室來進行這項測試，連絡方式：(800) 522-4762或www.genovadiagnostics.com.

3. "Moderate Drinking Can Reduce Risks Of Alzheimer's Dementia And Cognitive Decline, Analysis Suggests," *Science Daily*, December 31, 2008, http://www.sciencedaily.com/releases/2008/12/081229200750.htm.

## 第十五章　尋找你的靈魂

1. Alberto Villoldo and Erik Jendresen, *Dance of the Four Winds: Secrets of the Inca Medicine Wheel* (Rochester, VT: Destiny Books, 1994), 10.

# 致謝

我們非常感謝羅伯特・威爾（Robert Weir）與南茜・佩絲克（Nancy Peske），他們試圖融合兩種看似不同的聲音以成為一個有凝聚力的整體，這樣的挑戰證明是壓倒性的成功。我們也給與賀氏書屋（Hay House）團隊誠摯的感激，包括派蒂・吉芙特（Patty Gift），從這個出版專案成立以來，就持續以她的願景和見識給與支持；以及蘿拉・科克（Laura Koch）完全正確的評注和編輯造詣；同時還有雷德・崔西（Reid Tracy）、雪兒・琪琪安（Richelle Zizian）、約翰・馬哈菲（Johanne Mahaffey），薩莉・梅森（Sally Mason）以及克莉絲蒂・薩利納斯（Christy Salinas）。

# 預見意識大蛻變

## 齊瑞爾(Kirael)訊息系列

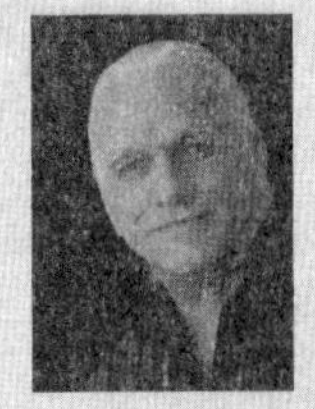

從第七層次的光來到這裡的慈愛指導靈齊瑞爾，藉由弗瑞德·思特靈牧師的通靈，將自身的光奉獻給地球層面來幫助人類療癒、進化，祂提供許多古大陸列木里亞文明的訊息，透過古老文明的智慧教導，為我們帶來愛的本質與真理。

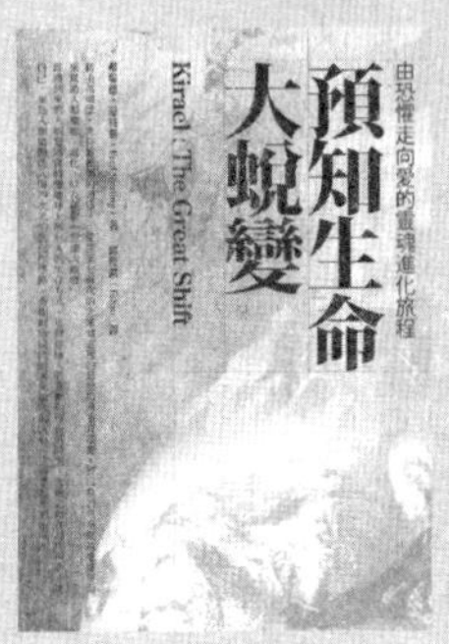


### 預知生命大蛻變
**由恐懼走向愛的靈魂進化旅程**

定價：320元

這本書有著要給所有人的禮物，論及親密關係、事業、投資到養育兒女等主題，並涵括了靈魂的進化、基督意識的喚醒等重要議題，提供了人類意識蛻變及揚昇需知的訊息。

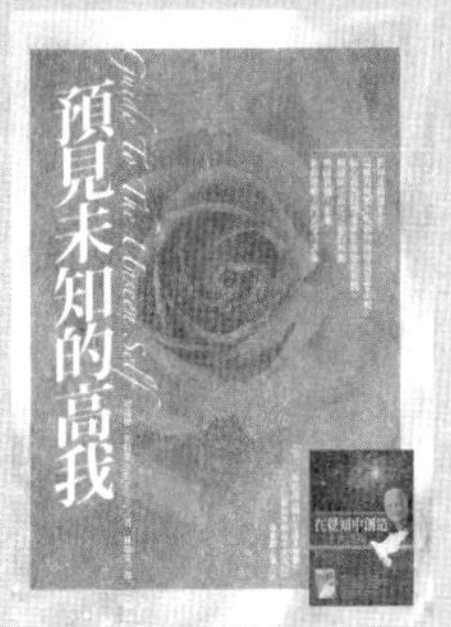


### 預見未知的高我

定價：380元

一位偉大的指導靈齊瑞爾帶我們看全人類的演化藍圖，發現過去我們從未揭露的高我的祕密。書中主題穿越星球與次元的界線，探索我們的內在與外在的宇宙。

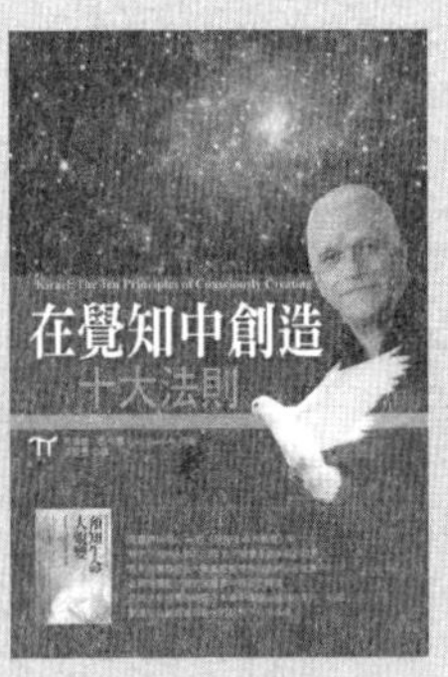


### 在覺知中創造十大法則

定價：360元

本書將喚醒你被遺忘的無限力量，讓你的意念能具顯成真。跟隨每個法則的引導式靜心、練習，每個人都可以循序地進行靈魂進化之旅，讓你在最真實與喜悅的狀態下心想事成！

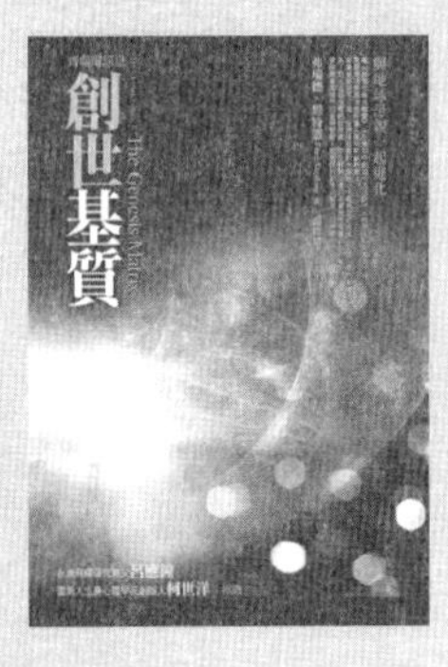


齊瑞爾訊息

### 創世基質

定價：340元

這是一本以真實、信任與熱情三位一體的書，寫的是希望和覺醒，照亮人類演化之旅進展的方向。透過本書，你會發現地球宏偉的藍圖，徹悟自己為何在造物演化最刺激的階段來到地球層面。

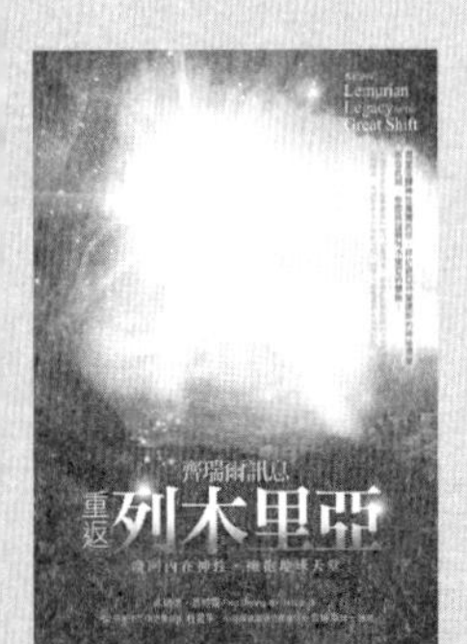


### 重返列木里亞
**喚回內在神性，擁抱地球天堂**

定價：380元

回顧列木里亞人展現在經歷意識大蛻變的能力，是齊瑞爾本次要帶給大家的禮物。透過第七次元指導靈齊瑞爾帶來的通靈訊息，我們重拾列木里亞時代的智慧，看他們如何依循愛穿越這場轉變，與女神和地球上所有生命攜手合作，運用意識創造十大法則、四個能量體、六種感知，擴展大腦、DNA和細胞療癒力，一次次完成挑戰，將超越的力量推到極致。

## 迎接揚昇新世紀

### 黛安娜·庫柏系列

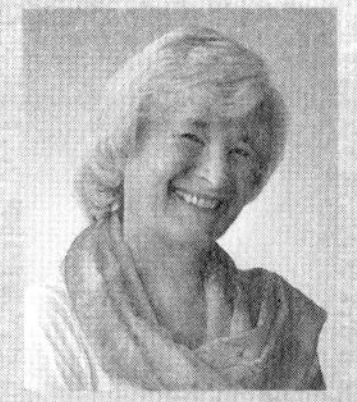

黛安娜·庫柏博士是一位臨床醫學家與治療者，在一次生命轉折時期後，持續接收到揚昇大師及天使的指引，分享靈性法則與亞特蘭提斯古文明等靈性訊息，並透過書籍與工作坊，幫助許多人實現他們最高的靈性渴求與生命目的。

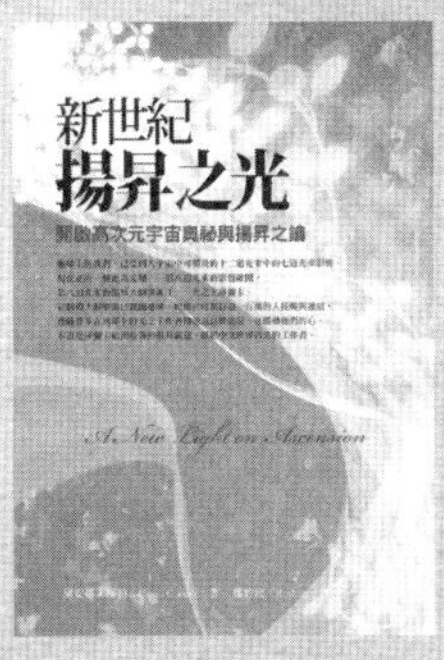


#### 新世紀揚昇之光

**開啟高次元宇宙奧秘與揚昇之鑰**

定價：300元

本書完整呈現高靈庫彌卡傳遞給作者黛安娜進入高次元與揚昇的訊息。本書提供了所有我們需要的工具與訊息，幫助你在此生乘著揚昇的光流，迎向靈性喜悅與自由的生活。

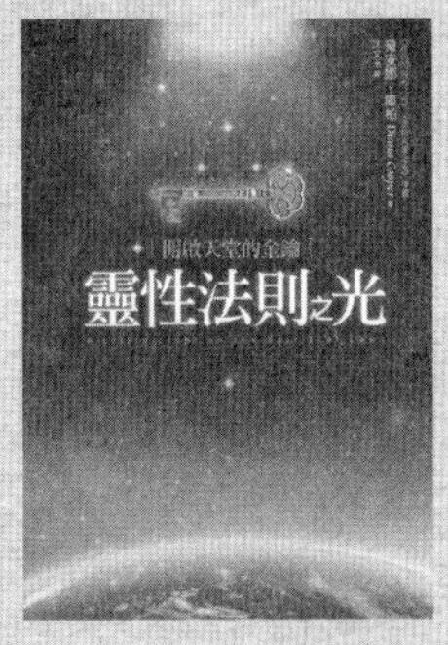


#### 靈性法則之光

定價：320元

以天使及靈性教導享譽國際的戴安娜．庫柏，在本書中提點出這個時代中三十六種最重要的靈性法則，分別教導你：靈性運作、顯化夢想、通往更高覺知以及連結更高頻率的法則。

#### 啟動天使之光

定價：300元

作者戴安娜藉著許多故事實例，提及人們受到天使奇蹟般的協助而扭轉困境，印證了靈性世界不可思議的巧合。書中附有冥想練習與靈性服務的學習，指導你如何藉由靜心與天使連結。

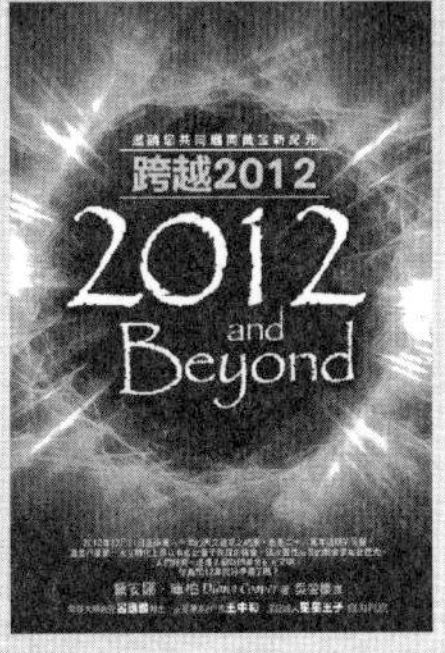


#### 跨越2012

**邀請您共同邁向黃金新紀元**

定價：360元

黛安娜．庫柏的這本跨時代的重要書籍，協助我們了解古老年代對 2012年的預言及地球變動中的揚昇之道。

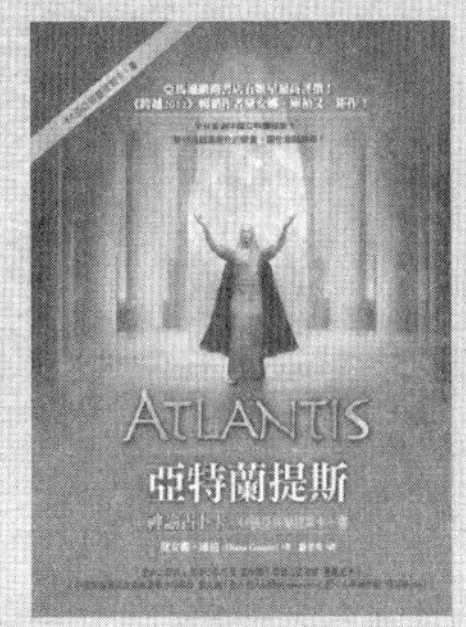


#### 亞特蘭提斯神諭占卜卡

**44張亞特蘭提斯卡＋書**

定價：780元

數字44與亞特蘭提斯黃金時代的高頻共振，和這副牌一起工作，你將能汲取那個神聖時代的智慧，淨化和開悟靈性能力，一解生活中的困惑。與亞特蘭提斯連結，不妨以遊戲的心情神遊其中，這是他們交換能量的方式，跟隨指引快樂輕盈地過每一天吧！

## 與天使夫人同遊天使國度

## 朵琳・芙秋系列

朵琳・芙秋是一位具靈視能力的心理學家，她在國際間舉辦工作坊，探討天使療法、天使溝通與靈性治療。朵琳經常參加電視與廣播節目做天使解讀，並運用靈視能力與人們的守護天使溝通，帶動了與天使及自然界神性存有連結的風潮。

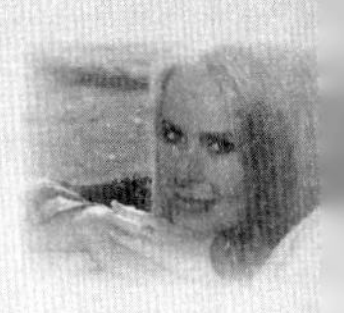

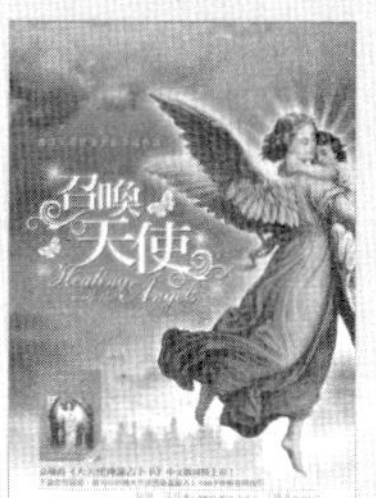


### 召喚天使

**邀請天使能量共創幸福奇蹟**

定價：280元

本書提供充分的訊息說明天使帶來的祝福，教你如何與天使連結，運用天使能量度過難關，與天使共同合作療癒你的關係、身體、事業與家庭的課題。

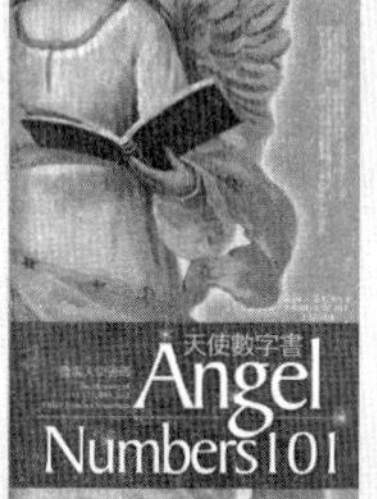


### 天使數字書

定價：250元

相信嗎？眼前不經意閃過的數字，都可能是天使給你的訊息。如同天使的羽毛，數字是天使傳遞訊息主要的工具之一，只要你祈請與召喚，天使都樂於協助你。

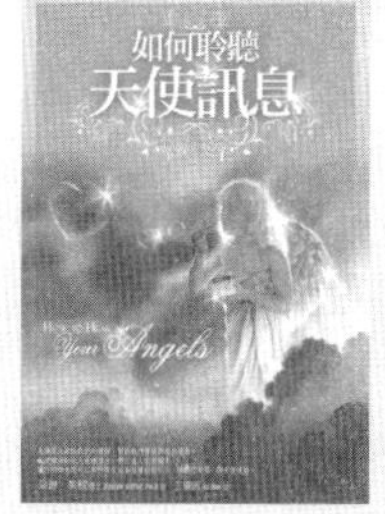


### 如何聆聽天使訊息

定價：220元

這是一本指導手冊，使你能從書中學習分辨真實的上天訊息和想像或幻覺之間的區別，輕易辨識出你所接收的影像、話語、想法和感覺的神聖指引，因而發現靈性溝通的方式。

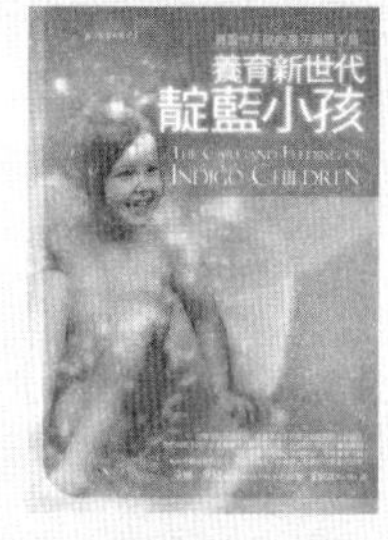


### 養育新時代靛藍小孩

**具靈性天賦的孩子與眾不同**

定價：300元

朵琳．芙秋博士根據其廣泛的研究，以及專訪兒童治療專家、老師、父母與靛藍小孩們，探索這些特殊小孩的心靈，了解其嶄新且不尋常的心理屬性，並且提供除服用藥物之外的解決之道。

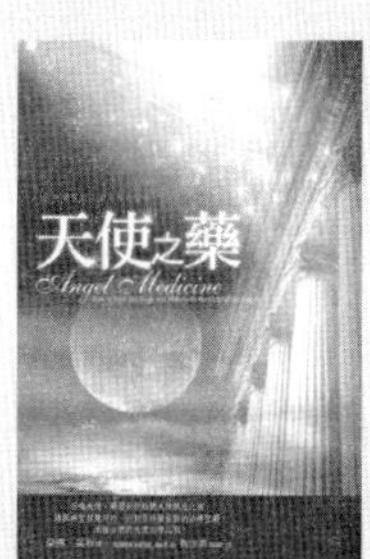


### 天使之藥

**亞特蘭提斯天使的神奇靈藥**

定價：340元

朵琳透過本書，邀請你一起進入亞特蘭提斯的古老天地，拜訪大天使麥可與雅典娜的聖殿，探索巨石陣祕藏的訊息，了解如何開啟個人神性力量。

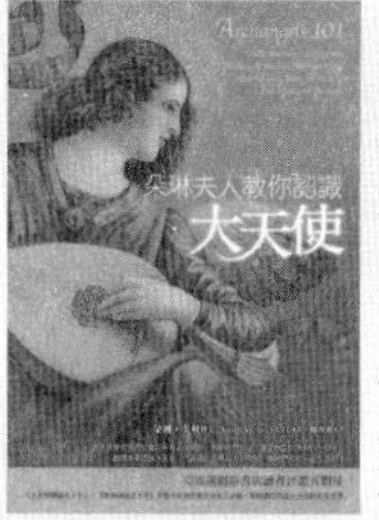


### 朵琳夫人教你認識大天使

定價：280元

朵琳夫人將帶你全方位認識眾大天使，不同的性格、專職，對應的色彩光暈、星座和水晶。善用書中召喚大天使的專屬祈禱文、觀想、肯定句，讓祂們成為你幸福生活的友伴及嚮導。

## 光之冥想系列

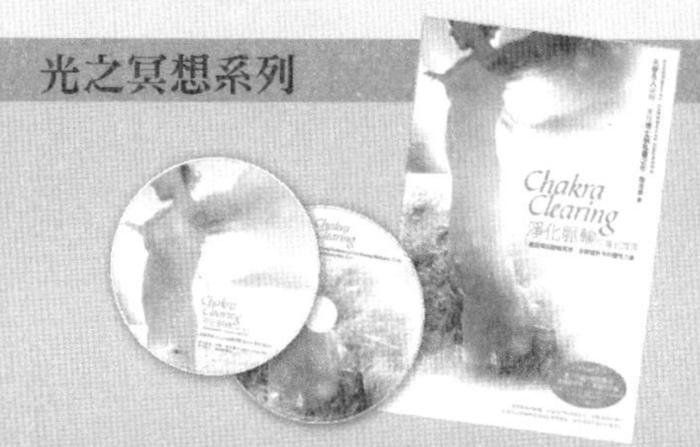


### 淨化脈輪引導式冥想

定價：480元

具有靈視力的朵琳．芙秋博士，設計的這套晨昏兩段引導式淨化脈輪冥想，將幫助你透過簡單的步驟、甚至只是聆聽，就能激發出本具的靈性療癒力。

# 生命潛能出版圖書目錄

| 心靈成長系列 | | 作者 | 譯者 | 定價 |
| --- | --- | --- | --- | --- |
| ST0111 | 如何激發自我潛能 | 山口　彰 | 鄭清清 | 170 |
| ST0137 | 快樂生活的新好男人 | 巴希克 | 陳蒼多 | 280 |
| ST0144 | 珍愛 | 碧提 | 黃春華 | 190 |
| ST0147 | 揭開自我之謎 | 戴安 | 黃春華 | 150 |
| ST0149 | 揮別傷痛 | 布萊克 | 喬安 | 150 |
| ST0159 | 扭轉心靈危機 | 克里斯・克藍克 | 許梅芳 | 320 |
| ST0161 | 與慈悲的宇宙連結 | 拉姆・達斯＆保羅・高曼 | 許桂綿 | 250 |
| ST0165 | 重塑心靈 | 許宜銘 | | 250 |
| ST0166 | 聆聽心靈樂音 | 馬修 | 李芸玫 | 220 |
| ST0167 | 敞開心靈暗房 | 提恩・戴唐 | 陳世玲／吳夢峰 | 280 |
| ST0168 | 無為，很好 | 史提芬・哈里森 | 于而彥 | 150 |
| ST0172 | 量身訂做潛能體操 | 蓋兒・克絲＆席拉・丹娜 | 黃志光 | 220 |
| ST0173 | 你當然可以生氣 | 蓋莉・羅塞里尼＆馬克・瓦登 | 謝青峰 | 200 |
| ST0175 | 讓心無懼 | 蘭達・布里登 | 陳逸群 | 280 |
| ST0176 | 心靈舞台 | 薇薇安・金 | 陳逸群 | 280 |
| ST0177 | 把神祕喝個夠 | 王靜蓉 | | 250 |
| ST0179 | 最高意志的修煉 | 陶利・柏肯 | 江孟蓉 | 220 |
| ST0180 | 靈魂調色盤 | 凱西・馬奇歐迪 | 陳麗芳 | 320 |
| ST0181 | 情緒爆發力 | 麥可・史凱 | 周晴燕 | 220 |
| ST0183 | 給生活一帖力量——現代人的靈性維他命 | 芭芭拉・伯格 | 周晴燕 | 200 |
| ST0184 | 治療師的懺悔——頂尖治療師的失誤個案經驗分享 | 傑弗瑞・柯特勒＆瓊恩・卡森 | 胡茉玲 | 280 |
| ST0186 | 瑜伽上師最後的十堂課 | 艾莉絲・克麗斯坦森 | 林惠瑟 | 250 |
| ST0188 | 催眠之聲伴隨你（新版） | 米爾頓・艾瑞克森＆史德奈・羅森 | 蕭德蘭 | 320 |
| ST0190 | 創造金錢（上冊）——運用磁力彰顯財富的技巧 | 珊娜雅・羅曼＆杜安・派克 | 沈友娣 | 200 |
| ST0191 | 創造金錢（下冊）——協助你開創人生志業的訣竅 | 珊娜雅・羅曼＆杜安・派克 | 羅孝英 | 200 |
| ST0195 | 擁舞生命潛能（新版） | 許宜銘 | | 220 |
| ST0196 | 內在男人，內在女人——探索內在男女能量對關係與工作的影響 | 莎加培雅 | 沙微塔 | 250 |
| ST0197 | 人體氣場彩光學 | 喬漢娜・費斯林傑＆貝緹娜・費斯林傑 | 遠音編譯群 | 250 |
| ST0198 | 水晶高頻治療——運用水晶平衡精微能量系統 | 卡崔娜・拉斐爾 | 弈蘭 | 280 |
| ST0199 | 和內在的自己玩遊戲 | 潔娜・黛安 | 黃春華 | 200 |

| ST01100 | 和內在的自己作朋友 | 潔娜・黛安 | 黃春華 | 200 |
|---|---|---|---|---|
| ST01101 | 個人覺醒的力量——增強心靈感知與能量運作的能力 | 珊娜雅・羅曼 | 羅孝英 | 270 |
| ST01102 | 召喚天使——邀請天使能量共創幸福奇蹟 | 朵琳・芙秋博士 | 王愉淑 | 280 |
| ST01103 | 克里昂靈性寓言故事——以高層心靈的視界，突破此生的課題與業力 | 李・卡羅 | 邱俊銘 | 250 |
| ST01104 | 新世紀揚昇之光——開啟高次元宇宙奧祕與揚昇之鑰 | 黛安娜・庫柏 | 鄭婷玫 | 300 |
| ST01105 | 預知生命大蛻變——由恐懼走向愛的聖魂進化旅程 | 弗瑞德・思特靈 | 邱俊銘 | 320 |
| ST01106 | 古代神祕學院入門書——超感應能力與脈輪開通訓練 | 道格拉斯・德龍 | 陶世惠 | 270 |
| ST01107 | 曼陀羅小宇宙——彩繪曼陀羅豐富你的生命 | 蘇珊・芬徹 | 游琬娟 | 300 |
| ST01108 | 家族系統排列治療精華——愛的根源回溯找回個人生命力量 | 史瓦吉多 | 林群華、黃翎展 | 380 |
| ST01109 | 啟動神祕療癒能量——古代神祕學院進階療癒技巧 | 道格拉斯・德龍 | 奕蘭 | 280 |
| ST01110 | 玩多元藝術解放壓力 | 露西雅・卡帕席恩 | 沈文玉 | 350 |
| ST01111 | 在覺知中創造十大法則 | 弗瑞德・思特靈 | 黃愛淑 | 360 |
| ST01112 | 業力療法——清除累世障礙，重繪生命藍圖 | 狄吉娜・沃頓 | 江孟蓉 | 320 |
| ST01113 | 回到當下的旅程——靈性覺醒道路上的清晰引導 | 李耳納・傑克伯森 | 鄭羽庭 | 360 |
| ST01114 | 靈性成長——與大我合一的學習之路 | 珊娜雅・羅曼 | 羅孝英 | 320 |
| ST01115 | 如何聆聽天使訊息 | 朵琳・芙秋博士 | 王愉淑 | 220 |
| ST01116 | 天使之藥 | 朵琳・芙秋博士 | 陶世惠 | 340 |
| ST01117 | 影響你生命的12原型 | 卡蘿・皮爾森 | 張蘭馨 | 400 |
| ST01118 | 啟動天使之光 | 黛安娜・庫柏 | 奕蘭 | 300 |
| ST01119 | 天使數字書 | 朵琳・芙秋博士 | 王愉淑 | 250 |
| ST01120 | 天使筆記書 | 生命潛能編輯部 |  | 200 |
| ST01121 | 靈魂之愛 | 珊娜雅・羅曼 | 羅孝英 | 350 |
| ST01122 | 再連結療癒法——來自宇宙能量的治療的奇蹟 | 艾力克・波爾 | 黃愛淑 | 380 |
| ST01123 | Alpha Chi 風水九大封印——風水知識的源頭與九大學派的演變 | 阿格尼・艾克曼＆杜嘉・郝思荷舍 | 林素綾 | 360 |
| ST01124 | 預見未知的高我 | 弗瑞德・思特靈 | 林瑞堂 | 380 |
| ST01125 | 邀請你的指導靈 | 桑妮雅・喬凱特 | 邱俊銘 | 380 |
| ST01126 | 來自寂靜的信息 | 李耳納・傑伯克森 | 鄭羽庭 | 320 |

| ST01127 | 呼吸的神奇力量 | 德瓦帕斯 | 黃翎展 | 270 |
|---|---|---|---|---|
| ST01128 | 當靜心與諮商相遇 | 史瓦吉多 | 李舒潔 | 380 |
| ST01129 | 靈性法則之光 | 黛安娜・庫柏 | 沈文玉 | 320 |
| ST01130 | 塔羅其實很簡單 | M. J. 阿芭迪 | 盧娜 | 280 |
| ST01131 | 22 個今生靈魂課題 | 桑妮雅・喬凱特 | 林群華 | 360 |
| ST01132 | 跨越 2012——邀請您共同邁向黃金新紀元 | 黛安娜・庫柏 | 吳瑩榛 | 360 |
| ST01133 | 地心文明桃樂市(第一冊)——第五次元拉姆妮亞的揚昇之道 | 奧瑞莉亞・盧意詩・瓊斯 | 陳菲 | 280 |
| ST01134 | 齊瑞爾訊息：創世基質 | 弗瑞德・思特靈 | 邱俊銘 | 340 |
| ST01135 | 開放通靈——如何連結你的指導靈 | 珊娜雅・羅曼＆杜安・派克 | 羅孝英 | 350 |
| ST01136 | 綻放直覺力——打造你的私房通靈工作坊 | 金・雀絲妮 | 許桂綿 | 280 |
| ST01137 | 點燃療癒之火——靈性治療，最深的靈魂探索 | 凱若琳・密思博士 | 林瑞堂 | 380 |
| ST01138 | 地心文明桃樂市(第二冊)——人類揚昇的光啟之道 | 奧瑞莉亞・盧意詩・瓊斯 | 黃愛淑 | 300 |
| ST01139 | 創造生命的奇蹟：“我值得擁有一切美好的改變” | 露易絲・賀 | 蕭順涵 | 250 |
| ST01140 | 齊瑞爾訊息：重返列木里亞 | 弗瑞德・思特靈 | 林瑞堂 | 380 |
| ST01141 | 朵琳夫人教你認識大天使 | 朵琳・芙秋博士 | 陶世惠 | 280 |
| ST01142 | 克里昂訊息：DNA靈性十二揭密 | 李・卡羅 | 邱俊銘 | 380 |
| ST01143 | 重拾靈魂悸動 | 桑妮雅・喬凱特 | 丘羽先 | 280 |
| ST01144 | 朵琳夫人的天使水晶治療書 | 朵琳・芙秋博士 | 陶世惠 | 300 |
| ST01145 | 喜悅之道（25週年新版） | 珊娜雅・羅曼 | 王季慶 | 300 |
| ST01146 | 地心文明桃樂市(第三冊)——第五次元協定：與神合一之道 | 奧瑞莉亞・盧意詩・瓊斯 | 黃愛淑 | 380 |
| ST01147 | 女人愈熟愈美麗——人生築夢40起跑 | 莎拉・布洛考 | 盧秋瑩 | 350 |

| 光之冥想系列 | | 作者 | 譯者 | 定價 |
|---|---|---|---|---|
| ST13001 | 創傷療癒——十二階段解除創傷制約（書＋十二段身體創傷工作引導式練習雙CD） | 彼得・列汶 | 黃翎展 | 480 |
| ST13002 | 淨化脈輪引導式冥想——晨昏兩段脈輪冥想，全面提升你的靈性力量（書＋引導式冥想雙CD） | 朵琳・芙秋博士 | 陶世惠 | 480 |
| ST13003 | 朵琳夫人教你天使療法（引導式冥想CD）：幸福顯化卷 | 朵琳・芙秋博士 | 陶世惠 | 580 |
| ST13004 | 朵琳夫人教你天使療法（引導式冥想CD）：前世今生卷 | 朵琳・芙秋博士 | 陶世惠&周莉萍 | 580 |

| 健康種子系列 | | 作者 | 譯者 | 定價 |
|---|---|---|---|---|
| ST9002 | 同類療法I—健康新抉擇 | 維登・麥凱博 | 陳逸群 | 250 |
| ST9003 | 同類療法II—改善你的體質 | 維登・麥凱博 | 陳逸群 | 300 |
| ST9005 | 自我健康催眠 | 史丹利・費雪 | 季欣 | 220 |
| ST9010 | 腦力營養策略 | 藍格& 席爾 | 陳麗芳 | 250 |
| ST9011 | 飲食防癌 | 羅伯特・哈瑟瑞 | 邱溫 | 280 |
| ST9019 | 巴哈花療法，心靈的解藥 | 大衛・威奈爾 | 黃寶敏 | 250 |
| ST9021 | 逆轉癌症——恢復生命力的九大自療療程（附引導式自療冥想CD） | 席瓦妮・古曼 | 周晴燕 | 250 |
| ST9022 | 印加靈魂復元療法——跨越時間之河修復生命、改造未來 | 阿貝托・維洛多博士 | 許桂綿 | 280 |
| ST9023 | 靈氣108問——以雙手傳遞宇宙生命能量的新時代療法 | 萊絲蜜・寶拉・賀倫 | 欣芬 | 240 |
| ST9024 | 印加巫士的智慧洞見——成為地球守護者的操練與挑戰 | 阿貝托・維洛多博士 | 奕蘭 | 280 |
| ST9025 | 靈氣為你帶來豐盛——遠離匱乏、體驗豐盛的42天靈氣方案 | 萊絲蜜・寶拉 | 胡澤芬 | 220 |
| ST9026 | 不疼不痛安心過生活——解除你的疼痛 | 克利斯・威爾斯＆<br>葛瑞姆・諾恩 | 陳麗芳 | 280 |
| ST9027 | 印加能量療法（新版）——一位心理家的薩滿學習之旅 | 阿貝托・維洛多博士 | 許桂綿 | 300 |
| ST9028 | 靈氣心世界——以撫觸與覺知開展生命療癒 | 寶拉・賀倫博士 | 胡澤芬 | 280 |
| ST9029 | 印加大夢——薩滿顯化夢想之道 | 阿貝托・維洛多博士 | 許桂綿 | 320 |
| ST9030 | 聲音療法的7大祕密 | 強納森・高曼 | 奕蘭 | 270 |
| ST9031 | 靈性按摩——品嚐靜心與能量共鳴的芬芳 | 莎加培雅 | 沙微塔 | 450 |
| ST9032 | 肢體療法百科——身心和諧之旅的智慧導航 | 瑪加・奈思特 | 邱溫 | 360 |
| ST9033 | 身心合一（新版）——探索肢體心靈的微妙互動 | 肯恩・戴特活德 | 邱溫 | 320 |
| ST9034 | 療癒之聲——探索諧音共鳴的力量 | 強納森・高曼 | 林瑞堂 | 270 |
| ST9035 | 家族排列釋放疾病業力 | 伊絲・庫什拉博士＆<br>克里斯帝・布魯格 | 張曉餘 | 320 |
| ST9036 | 與癌細胞和平共處 | 麥克・費斯坦博士＆<br>派翠西亞・芬黎 | 江孟蓉 | 320 |
| ST9037 | 創造生命的奇蹟：身體調癒A-Z | 露易絲・賀 | 張學健 | 280 |
| ST9038 | 身心調癒地圖 | 黛比・夏比洛 | 邱溫 | 360 |
| ST9039 | 靈性治療的藝術——連結療癒的能量成為治療者 | 凱思・雪伍 | 林妙香 | 300 |
| ST9040 | 當薩滿巫士遇上腦神經醫學 | 阿貝托・維洛多博士＆<br>蒲大衛醫師 | 李育青 | 380 |

| 心靈塔羅系列 | | 作者 | 譯者 | 定價 |
| --- | --- | --- | --- | --- |
| ST11003 | 女神神諭占卜卡（44張女神卡＋書＋絲絨袋） | 朵琳・芙秋博士 | 陶世惠 | 780 |
| ST11004 | 守護天使指引卡（44張守護天使卡＋書＋絲絨袋） | 朵琳・芙秋博士 | 陶世惠 | 780 |
| ST11005 | 揚昇大師神諭卡（44張揚昇大師卡＋書＋絲絨袋） | 朵琳・芙秋博士 | 鄭婷玫 | 780 |
| ST11006 | 神奇精靈指引卡（44張神奇精靈卡＋書＋絲絨袋） | 朵琳・芙秋博士 | 陶世惠 | 850 |
| ST11007 | 大天使神諭占卜卡（2009年新版）（45張大天使卡＋書＋絲絨袋） | 朵琳・芙秋博士 | 王愉淑 | 780 |
| ST11008 | 古埃及神圖塔羅牌（2009年新版）（78張塔羅牌＋書＋神圖占卜棋盤） | 白中道博士 | 蕭靜如繪圖 | 980 |
| ST11009 | 聖者天使神諭卡（44張聖者天使神諭卡＋書＋絲絨袋） | 朵琳・芙秋博士 | 林素綾 | 850 |
| ST11010 | 白鷹醫藥祕輪卡（46張白鷹醫藥卡＋書＋絲絨袋） | 瓦納尼奇&伊莉阿娜・哈維 | 邱俊銘 | 850 |
| ST11011 | 生命療癒卡（50張療癒卡＋書＋絲絨袋） | 凱若琳・密思博士&<br>彼德・奧奇葛羅素 | 林瑞堂 | 850 |
| ST11012 | 天使療癒卡（44張天使療癒卡＋書＋絲絨袋） | 朵琳・芙秋博士 | 陶世惠 | 850 |
| ST11013 | 指導靈訊息卡（52張指導靈訊息卡＋書＋絲絨袋） | 桑妮雅・喬凱特博士 | 邱俊銘 | 850 |
| ST11014 | 神奇美人魚與海豚指引卡（44張指引卡＋書＋絲絨袋） | 朵琳・芙秋博士 | 陶世惠 | 850 |
| ST11015 | 亞特蘭提斯神諭占卜卡（44張亞特蘭提斯卡+書） | 黛安娜・庫柏 | 羅孝英 | 780 |

| 兩性互動系列 | | 作者 | 譯者 | 定價 |
| --- | --- | --- | --- | --- |
| ST0208 | 你這話是什麼意思？——終結伴侶間的言語傷害 | 派翠西亞・依凡絲 | 穆怡梅 | 220 |
| ST0216 | 女性智慧宣言 | 露易絲・賀 | 蕭順涵 | 200 |
| ST0217 | 情投意合溝通法 | 強納生・羅賓森 | 游琬娟 | 240 |
| ST0218 | 靈慾情色愛 | 許宜銘 | | 200 |
| ST0220 | 彩翼單飛 | 雪倫・魏士德・克魯斯 | 周晴燕 | 250 |
| ST0226 | 婚姻診療室——以現實療法破解婚姻難題 | 蓋瑞・查普曼 | 陳逸群 | 250 |
| ST0227 | 愛的溝通不打烊——讓你的婚姻成為幸福的代名詞 | 瓊恩・卡森&<br>唐恩・狄克梅爾 | 周晴燕 | 280 |
| ST0229 | Office男女大不同：火星男人與金星女人職場輕鬆溝通 | 約翰・葛瑞博士 | 邱溫&許桂綿 | 320 |
| ST0230 | 男女大不同：火星男人與金星女人的戀愛講義 | 約翰・葛瑞博士 | 蘇晴 | 320 |

| 美麗身心系列 | | 作者 | 譯者 | 定價 |
|---|---|---|---|---|
| ST80001 | 雙人親密瑜伽——用身體來溝通、分享愛和喜悅 | 米夏巴耶 | 林惠瑟 | 300 |
| ST80003 | 圖解同類療法——37種常見病痛的處方及藥物寶典 | 羅賓・海菲德 | 陳明堯 | 250 |
| ST80004 | 圖解按摩手法——體驗雙手探索身體的樂趣 | 柏妮・羅文 | 林妙香 | 250 |
| ST80006 | 五大元素療癒瑜伽——整合脈輪的瑜伽體位法 | 安碧卡南達大師 | 林瑞堂 | 380 |
| ST80007 | 樹的療癒能量 | 派屈斯・布夏頓 | 許桂綿 | 320 |
| ST80008 | 靈氣情緒平衡療方 | 坦瑪雅・侯內沃 | 胡澤芬 | 320 |
| ST80009 | 西藏醫藥 | 拉斐・福得 | 林瑞堂 | 420 |
| ST80010 | 花草能量芳香療法——融合陰陽五行發揮精油情緒調理的功效 | 蓋布利爾・莫傑 | 陳麗芳 | 360 |
| ST80011 | 水晶輕鬆療——與天然晶石合作，身心靈療癒不求人 | 海瑟・芮芳 | 鄭婷玫 | 360 |

| 親子教養系列 | | 作者 | 譯者 | 定價 |
|---|---|---|---|---|
| ST0302 | 52種幫助孩子建立自尊自信的好方法 | 達蓋茲 | 蕭順涵 | 150 |
| ST0303 | 阻礙孩子成長的母親 | 金盛浦子 | 鄭清清 | 190 |
| ST0304 | 阻礙孩子成長的父親 | 金盛浦子 | 鄭清清 | 190 |
| ST0307 | 養育出眾孩子的方法 | 愛蜜斯 | 蕭順涵 | 160 |
| ST0313 | 會思考的孩子是贏家 | 勞倫斯・葛林 | 黃寶敏 | 260 |
| ST0314 | 創造孩子的快樂天堂 | 詹姆斯・加伯利諾 | 邱紫穎 | 220 |
| ST0318 | 孩子變壞了嗎？ | 史丹頓・沙門諾博士 | 邱溫 | 250 |
| ST0319 | 孩子不是你的錯 | 羅絲瑪麗・史東斯 | 邱溫 | 160 |
| ST0320 | 協助孩子了解死亡課題 | 喬依・強森 | 陳逸群 | 200 |
| ST0322 | 激發孩子學習熱忱 | 朵娜・馬可娃＆安・波威爾 | 周晴燕 | 220 |
| ST0324 | 把孩子的快樂找回來 | 賴瑞・高登博士 | 許桂綿 | 300 |
| ST0325 | 養育新世代靛藍小孩 | 朵琳・芙秋博士 | 王愉淑 | 300 |
| ST0326 | 與小猴喝茶——一個現代母親與兒子的甜蜜教養關係 | 盧秋瑩 | | 280 |

| 生命學堂系列 | | 作者 | 譯者 | 定價 |
|---|---|---|---|---|
| ST14001 | 胖女孩的食戰童年：<br>一個非關減重的真實故事 | 茱蒂絲・摩爾 | 林冠儀 | 250 |
| ST14002 | 死亡晚餐派對：15樁真實醫學探案 | 強納森・艾德羅醫師 | 江孟蓉 | 280 |
| ST14003 | 遇見紐約色彩的心理治療督導 | 陳瀅妃 | | 450 |
| ST14004 | 記憶的照護者——阿茲海默症的侵略軌跡與照護歷程 | 安卓亞・吉利斯 | 許桂綿 | 420 |
| ST14005 | 瞥見永恆：共歷死亡經驗的真實故事分享 | 雷蒙・穆迪博士&<br>保羅・裴瑞 | 江孟蓉 | 250 |

健康種子系列 40

# 當薩滿巫士遇上腦神經醫學

原著書名／Power Up Your Brain：The Neuroscience of Enlightenment
作　　者／阿貝托・維洛多(Alberto Villoldo) & 蒲大衛(David Perlmutter)
譯　　者／李育青
執行編輯／陳維岳
主　　編／王芳屏
經　　理／陳伯文
發 行 人／許宜銘
出版發行／生命潛能文化事業有限公司
聯絡地址／台北市信義區 (110) 和平東路3段509巷7弄3號1樓
聯絡電話／(02) 2378-3399
傳　　真／(02) 2378-0011
網　　址／http://www.tgblife.com.tw
E-mail／tgblife@ms27.hinet.net
郵政劃撥／17073315（戶名：生命潛能文化事業有限公司）
郵購單本9折，五本以上85折，未滿$1000元（折扣後）郵資$60元，購書滿$1000以上免郵資

總 經 銷／吳氏圖書有限公司・電話／(02)3234-0036
內文編排／菩薩蠻電腦科技有限公司・電話／(02)2917-0054
印　　刷／承峰美術印刷・電話／(02)2225-7055

2012 年 6 月 4 日初版
定價：380 元

ISBN：978-986-6323-54-6
Power Up Your Brain


國家圖書館出版品預行編目(CIP)資料

當薩滿巫士遇上腦神經醫學／蒲大衛(David Perlmutter), 阿貝托・維洛多(Alberto Villoldo)著；李育青譯. -- 初版. -- 臺北市：生命潛能文化, 2012. 06
面；　公分. --（健康種子系列；40）

譯自：Power up your brain : the neuroscience of enlightenment
ISBN 978-986-6323-54-6（平裝）

1. 心靈療法　2. 神經學　3. 薩滿教

418.98　　　101004043

讓生命潛能 帶你探索心靈世界的真、善、美
Life Potential Publishing Co., Ltd